古中医传承书系之方药篇

玉楸药解

清·黄元御 著

中国健康传媒集团
中国医药科技出版社

内容提要

《玉楸药解》八卷，载药291种，为黄元御将仲景未用之药，择其临床有效之品，论其药性药理。其论述简明扼要，直中临床运用，是学习中医临床用药的珍贵参考。供中医研究人员、中医临床工作者、中医爱好者参考学习之用。

图书在版编目（CIP）数据

玉楸药解／（清）黄元御著 . —北京：中国医药科技出版社，2017.1
（古中医传承书系 . 方药篇）
ISBN 978 - 7 - 5067 - 8662 - 1

Ⅰ . ①玉⋯　Ⅱ . ①黄⋯　Ⅲ.①中医临床 - 中国 - 清代
Ⅳ.①R249. 49

中国版本图书馆 CIP 数据核字（2016）第 195100 号

美术编辑　陈君杞
版式设计　麦和文化

出版　**中国健康传媒集团**｜中国医药科技出版社
地址　北京市海淀区文慧园北路甲 22 号
邮编　100082
电话　发行：010 - 62227427　邮购：010 - 62236938
网址　www. cmstp. com
规格　958 × 650mm $^1/_{16}$
印张　7 $^1/_4$
字数　80 千字
版次　2017 年 1 月第 1 版
印次　2023 年 8 月第 4 次印刷
印刷　三河市百盛印装有限公司
经销　全国各地新华书店
书号　ISBN 978 - 7 - 5067 - 8662 - 1
定价　**20. 00 元**

获取新书信息、投稿、为图书纠错，请扫码联系我们。

《古中医传承书系》

编委会

总 主 编 吴少祯

副总主编 王应泉　许　军　刘建青　范志霞

编　　委（按姓氏笔画排序）

李禾薇　李宇恒　张芳芳　金芬芳

贾清华　党志政　徐慧慧　郭新宇

满　雪

出版者的话

　　"古中医"这个名词，真正被人们所熟知，应源于清代彭子益的《圆运动的古中医学》，此书秉承《内经》要旨、仲景心法，以医易河图理论和中气升降理论，将中医辨证论治、理法方药的各个环节，剖析得头头是道，简明易懂，对后学者启悟匪浅。当代著名已故老中医李可先生生前对该书推崇备至，并用十余年的时间，多次亲赴广东、广西等地，收集、整理出版了彭子益遗书《圆运动的古中医学续集》。在一次学术会议上，有位记者问他是不是火神派，李老说：我没有创什么派，只是回到汉代以前的中医之路，一定要冠一个名字，就用彭子益的"古中医"吧！

　　"古中医"的概念自此为中医界乃至国人所逐步熟悉，复兴古中医，还中医治病之本色成了中医界的一个共识。本丛书的策划编辑也因此萌生了出版一套《古中医传承书系》的念头，后经与李可老先生的拜师弟子张宗祥老师详谈请教后，坚定了丛书的出版决心，并在"李可中医药学术流派国家传承基地"主任吕英教授及其师弟张宗祥老师指导下，对丛书的入选分册进行了初步筛选和确定。在此，谨对张宗祥老师和吕英老师所提供的无私帮助表达深深的谢意！

　　《古中医传承书系》目前分为四篇：经典篇、医理篇、伤寒杂病篇和方药篇。每一篇精选了大家所共识、李可推崇的古中医代表医家的经典医著。首先推出的医理篇，包括《医理真传》（郑钦安）、《医法圆通》（郑钦安）、《四圣心源》（黄元御）和《圆运动的古中医学》（彭子益）。继医理篇后，现推出方药篇，包括《长沙药解》（黄元御）、《玉楸药解》（黄元御）、《彭子益评注〈四圣心源〉》（彭子益）、《经证证药录》（王继志）和《伤寒论类方汇参（李可批注版）》（左季云）。

　　意有千意，理只一条，古中医理论是中医理论的王道之法，古中医扎根于中华传统文化，有其自身独特的理论体系和辨证思维。尽管中医传承之路漫长而曲折，但无法阻挡莘莘学子对古中医的推崇与热爱。本丛书属于开放式丛书，希望在古中医的传承之路上，能够薪火相传，永不停息。

中国医药科技出版社
2016 年 7 月

整理说明

《玉楸药解》，清代黄元御所著，成书于清代乾隆甲戌年（1754年），与其另一著作《长沙药解》互为补充。

黄元御（1705～1758年），名玉璐，字元御，一字坤载，号研农，别号玉楸子，清代著名医学家，尊经派的代表人物。他继承和发展了博大精深的中医学理论，对后世医家影响深远，乾隆皇帝赐予他"妙悟岐黄"殊荣，被誉为"一代宗师"。

《玉楸药解》八卷。是书收仲景未用之药，谓诸家本草，于旧说之中多立异同。全书载药291种，分草、木、金石、果谷菜、禽兽、鳞介鱼虫、人、杂类八部，各药分列性味、归经、功效、主治、间附炮制。

本次整理，以清咸丰十年庚申（1860年）长沙徐树铭燮和精舍刻黄氏医书八种本为底本，以1985年人民卫生出版社《黄元御医书十一种》排印本、1996年中国中医药出版社《黄元御医学全书》合订本为参校本进行校雠。现将相关情况说明如下。

1. 底本内容不做增删，全书加用标点，采用简体横排。

2. 凡底本、校本中的错字、俗字、避讳字，或笔画略有舛误，如曰日，己巳等混淆者，一律径改。

3. 凡属繁体字、通假字、古今字、异体字等，均予以径改。

4. 原书中的中医专用名词规范为目前通用名称。"龟板"改为"龟甲"、"兔丝子"改为"菟丝子"等。

5. 凡入药成分涉及国家禁猎和保护动物的（如犀角、虎骨等），为保持古籍原貌，原则上不改。但在临床运用时，应使用相关的代用品。

恐书中难免有疏漏之处，敬祈同仁惠予教正，是为至盼。

整理者
2016 年 7 月

自　序

昔神农解药，黄帝传医，仲景先生继农黄立法，圣作明述，于是焉备。

癸酉仲春，既解长沙药性，而仲景未用之药，散在后世本草，数百千载，狂生下士，昧昧用之，以毒兆民。农黄以往，仲景云徂，后之作者，谁复知医解药，诸家本草，率皆孟浪之谈。明·李时珍修《纲目》，博引庸工讹谬之论，杂以小说、稗官、仙经、梵志，荒唐无稽，背驰圣明作述之义几千里矣！玉楸子悲忆昔人，怆念来者，甲戌三月，成《伤寒说意》，五月成《素灵微蕴》，六月复作《玉楸药解》，八月癸丑告成，此愚书之第八部也。

萧萧古寺，落落荒斋，感岁月之已晚，伤春秋之欲暮。当伯玉知非之时，值孔子学《易》之秋，事与之判，年与之齐，慨世短而心长，念身微而愁剧。虽然，子长作《史》，子云草《玄》，固当牢骚于创始之日，亦必愉快于勒成之时者。志励丁年，书竣苍首，十仞作井，一篑成山，此亦烟岚著书之士，最为破涕而笑者也。

呜呼！有一代之功业，有千秋之勋猷，任兼将相，望重国家，宣沙漠之雄威，驰丹青之良誉。荣则荣矣，无何而古墓为田，松柏成薪，丰碑已断，绿字无存，传观故实，不能考其姓名，远综先典，莫或搜其轶事。念沧桑之更变，叹陵谷之迁移，其间宏才远略，丰功伟烈，生而光显，没而泯灭者，不知几何？三不朽事业，殊不在是，与其收功臣之带砺，享良相之茅土，不如永日啸歌，逍遥于黄叶青山下也。

甲戌八月甲寅东莱都昌黄元御撰

目录

目 录

目 录

目　录

卷　一

昌邑黄元御坤载著

草部

苍　术

味甘、微辛，入足太阴脾、足阳明胃经。燥土利水，泻饮消痰，开郁去满，化癖除癥，理吞吐酸腐，辟山川瘴疠，起筋骨之痿软，回溲溺之浑浊。

白术守而不走，苍术走而不守，故白术善补，苍术善行。其消食纳谷，止呕住泄，亦同白术，而泻水开郁，则苍术独长。盖木为青龙，因己土而变色，金为白虎，缘戊土而化形，白术入胃，其性静专，故长于守，苍术入脾，其性动荡，故长于行，入胃则兼达辛金而降浊，入脾则并走乙木而达郁。白术之止渴生津者，土燥而金清也，苍术之除酸而去腐者，土燥而木荣也。白术偏入戊土，则纳粟之功多，苍术偏入己土，则消

1

谷之力旺，己土健则清升而浊降，戊土健则浊降而清亦升，然自此而达彼者，兼及之力也，后彼而先此者，专效之能也，若是脾胃双医，则宜苍术、白术并用。

茅山者佳，制同白术。

新制双术法列下：选于茅二术坚实肥鲜者各一斤，别器泔浸，换水，令润透，去皮，切片，晒用。黄芪、沙参、生姜、半夏各八两，煎浓汁，浸白术。大枣、龙眼、砂仁各八两，煎浓汁，浸苍术。各用磁盘，隔布铺盖湿米，砂锅蒸透，晒干。再浸再蒸，汁尽而止。量加暖水温中之品合煎，久饵实能延年却老。

戊己转运，水火交济，环铅聚汞之理，医家不解，妄以滋阴之药，促命夭年，甚可恨也！黄土炒白术，芝麻炒苍术，无知妄作，不通之极！

黄　精

味甘，入足太阴脾、足阳明胃经。补脾胃之精，润心肺之燥。

黄精滋润醇浓，善补脾精，不生胃气，未能益燥，但可助湿，上动胃逆，浊气充塞，故多服头痛，湿旺者不宜。《本草》轻身延年之论，未可尽信也。

砂锅蒸，晒用。

钩吻即野葛，形似黄精，杀人！

益 智 仁

味辛，气温，入足太阴脾、足阳明胃经。和中调气，燥湿温寒，遗精与淋浊俱疗，吐血与崩漏兼医。

凡男子遗精淋浊，女子带下崩漏，皆水寒土湿，肝脾郁陷之故。总之，木郁亦生下热，而热究不在脾胃，庸工谓其相火之旺，胡说极矣！其脾胃上逆，则病吐血，往往紫黑成碗，终损性命。益智仁温燥湿寒，运行郁结，戊己旋转，金木升降，故治诸证。然非泻水补火，培土养中之药，未能独奏奇功。

去壳，炒，研。消食亦良。

草 豆 蔻

味辛，气温，入足太阴脾、足阳明胃经。燥湿调中，运行郁浊，善磨饮食，能驱痰饮，治胃口寒湿作痛，疗腹中腐败成积，泄秽吞酸俱效，蛮烟瘴疠皆医，痎疟堪疗，霍乱可愈，反胃噎膈之佳药，呕吐泄利之良品，化鱼肉停留，断赤白带下。

草豆蔻调和脾胃，温燥寒湿，运行郁浊，推宕陈宿，亦与砂仁相仿，而性气颇烈，内郁稍重者宜之。

面包裹煨，研，去皮。

缩 砂 仁

味辛，气香，入足太阴脾、足阳明胃经。和中调气，行郁消满，降胃阴而下食，达脾阳而化谷，呕吐与泄利皆良，咳嗽共痰饮俱妙，善疗噎膈，能安胎妊，调上焦之腐酸，理下气之秽浊，除咽喉口齿之热，化铜铁骨刺之鲠。

清升浊降，全赖中气，中气非旺，则枢轴不转，脾陷胃逆，凡水胀肿满。痰饮咳嗽，噎膈泄利，霍乱转筋，胎坠肛脱，谷宿水停，泄秽吞酸诸证，皆升降反常，清陷浊逆故也。泻之则益损其虚，补之则愈增其满，清之则滋其下寒，温之则生其上热，缘其中气堙郁，清浊易位，水木下陷，不受宣泻，火金上逆，不受温补也。惟以养中之味，而加和中之品，调其滞气，使之回旋，枢轴运动，则升降复职，清浊得位，然后于补中扶土之内，温升其肝脾，清降其肺胃，无有忧矣。和中之品，莫妙如砂仁，冲和条达，不伤正气，调理脾胃之上品也。

去壳，炒，研，汤冲服，则气足。

补骨脂

味辛、苦，气温，入足太阴脾、足少阴肾、手阳明大肠经。温脾暖肾，消水化食，治膝冷腰疼，疗肠滑肾泄，能安胎坠，善止遗精，收小儿遗溺，兴丈夫痿阳，除阴囊之湿，愈关节之凉。

阳衰土湿之家，中气堙郁，升降失位，火金上逆，水木下陷。夜而阴旺湿增，心肾愈格。子半阳生之际，木气萌生，不得上达，温气下郁，遂兴阳而梦泄。此宜燥土泻湿，升脾降胃，交金木而济水火。道家媒合，婴儿姹女，首重黄婆，玄理幽妙，医工不解也。

补骨脂温暖水土，消化饮食，升达肝脾，收敛滑泄，遗精带下，溺多便滑诸证，甚有功效。方书称其延年益寿，虽未必信，然要亦佳善之品也。

盐酒拌润，炒，研，晒干用。

同青盐、乳香，搽日久牙痿。

肉豆蔻

味辛，性温，气香，入足太阴脾、足阳明胃经。温中燥土，消谷进食，善止呕吐，最收泄利，治寒湿腹痛，疗赤白痢疾，化痰水停留，磨饮食陈宿。

肉豆蔻调和脾胃，升降清浊，消纳水谷，分理便溺，至为妙品。而气香燥，善行宿滞，其性敛涩，专固大肠，消食止泄，此为第一。

面包煨，研，去油，汤冲。

肉蔻辛香，颇动恶心，服之欲呕，宜蜜小丸，烘干，汤送。

胡芦巴

味苦、辛，气温，入足阳明胃、足少阴肾经。泻湿驱寒，破痕消疝。

胡芦巴苦温下行，治水土湿，腹胁满胀，寒疝冷痕，囊坠脚肿之证。

白豆蔻

味辛，气香，入足阳明胃、手太阴肺经。降肺胃之冲逆，善止呕吐，开胸膈之郁满，能下饮食，噎膈可效，痃疟亦良，去睛上翳障，消腹中胀疼。

白豆蔻清降肺胃，最驱膈上郁浊，极疗恶心呕哕。嚼之辛凉清肃，肺腑郁烦，应时开爽。秉秋金之气，古方谓其大热，甚不然也。

研细，汤冲。

红豆蔻

味辛，气温，入足太阴脾、足阳明胃经。治脾胃湿寒，痛胀皆消，疗水谷停瘀，吐泄俱断，善止霍乱疟痢，能除反胃噎膈，去胸腹之酸秽，散山川之瘴疬。

红豆蔻调理脾胃，温燥湿寒，开通瘀塞，宣导污浊，亦与草豆蔻无异，而力量稍健，内瘀极重者宜之。上热易作鼻衄牙痛之家，尽属中下湿寒，胆火不降，当温燥中下，候上热不作而用之。

去壳，研用。

红豆蔻即良姜子，与良姜性同。

大茴香

味辛，微温，入足阳明胃、足少阴肾经。降气止呕，温胃下食，暖腰膝，消癀疝。

茴香性温下达，治水土湿寒，腰痛脚气，癀瘕，寒疝之证。

香　附

味苦，气平，入足太阴脾、足厥阴肝经。开郁止痛，治肝家诸证。

但肝以风木之气，升达不遂，则生风燥，香附降伏之性，最不相宜，香燥之气，亦正相反。庸工香附诸方，造作谬妄不通。

荜　茇

味辛，气温，入足太阴脾、足阳明胃经。温脾胃而化谷，暖腰膝而止痛，吐泄皆医，疝瘕并效。

荜茇辛燥温暖，治水谷不消，肠鸣水泄，心腹疼胀，呕逆酸心之病甚佳。

醋浸，焙用。

荜茇与荜澄茄性味相同，功效无殊，皆胡椒类也。

藿　香

味辛，微温，入足太阴脾、足阳明胃经。降逆止呕，开胃下食。

藿香辛温下气，善治霍乱呕吐，心腹胀满之病。煎漱口臭。

香薷

味辛，微温，入足阳明胃、足太阳膀胱经。利水泻湿，止呕断利。

温胃调中，治霍乱腹痛吐利之证，利小便，消水肿，止鼻衄，疗脚气。庸工用之治暑病。

荜澄茄

味辛，气温，入足太阴脾、足阳明胃经。温燥脾胃，消纳水谷，能止胀痛，善除呕吐。

澄茄温燥之性，甚宜脾胃寒湿，下气降浊，进食消谷，治霍乱吐泄，反胃噎膈之病。

酒浸，炒用。形似胡椒。

使君子

味甘，微温，入足太阴脾、足厥阴肝经。利水燥土，杀虫止泄。

使君子燥湿温中，疏木杀虫，治小便白浊，大便泄利，痞块癣疮。

每月上旬，取仁数枚，空腹食之，虫皆死。

戒饮热茶，犯之则泄。

威灵仙

味苦，微温，入足太阴脾、足厥阴肝经。起瘫开痹，化癖行痰。

威灵仙泻湿驱风，行痰逐饮，治手顽足痹，腰痛膝软，老血夙癥，积水停痰。虚家勿用。

白附子

味辛、甘，性温，入足太阴脾、足厥阴肝经。驱风泻湿，逐痹行痰。

温燥发泻，表散风湿，治中风失音，鼻口偏斜，耳聋喉痹，疥癣疝瘕，面上䵟蟖，阴下湿痒，行痰涎，止唾。

慈菇

味甘，微寒，入足太阴脾、足厥阴肝经。下食消谷，止血磨癥，摧产下衣，行血通经。

慈菇甘寒通利，破产后瘀血，开小便涩淋，滑胎下衣。妊妇忌食。

牵牛子

味甘，气寒，入足阳明胃、手阳明大肠、手太阳小肠、足太阳膀胱经。逐痰泻水，破聚决壅。

牵牛子下停痰积水，宿谷坚瘕，杀虫泻蛊，除肿消胀，溺癥便结，风刺雀斑之证皆医。功力甚猛，虚者勿服。

去皮，研末用。

何首乌

味甘，性涩，气平，入足厥阴肝经。养血荣筋，息风润燥，敛肝气之疏泄，遗精最效，舒筋脉之拘挛，偏枯甚良，瘰疬痈肿皆消，崩漏淋漓俱止，消痔至妙，截疟如神。

何首乌滋益肝血，荣舒筋脉，治中风左半偏枯之病甚佳。辅以燥土暖水之味，佐以疏木导经之品，绝有奇功，而不至助湿败脾，远胜地黄、龟胶之类。方书谓其黑发乌须，悦颜却老，理颇不虚。盖阴者，阳之宅也，肝血温升，生化魂神，血败则温气亡泄，魂神脱矣，未有宫室毁坏而主人无恙者也。何首乌滋肝养血，则魂神畅茂，长生延年，理有必至。但宜加以扶阳之药，不可参以助阴之品，庸工开补阴之门，龟地之杀人多矣。

米泔换浸一两天，铜刀切片，黑豆拌匀，砂锅蒸，晒数次。

肉苁蓉

味甘、咸，气平，入足厥阴肝、足少阴肾、手阳明大肠经。暖腰膝，健筋骨，滋肾肝精血，润肠胃结燥。

凡粪粒坚小，形如羊屎，此土湿木郁，下窍闭塞之故。谷滓在胃，不得顺下，零星传送，断落不联，历阳明大肠之燥，炼成颗粒,秘涩难通。总缘风木枯槁,疏泄不行也,一服地黄、龟胶,反益土湿,中气愈败矣。

肉苁蓉滋木清风,养血润燥,善滑大肠,而下结粪。其性从容不迫,未至滋湿败脾,非诸润药可比。方书称其补精益髓,悦色延年,理男子绝阳不兴,女子绝阴不产,非溢美之词。

锁 阳

味甘,微温,入足厥阴肝经。补血滋阴,滑肠润燥。

锁阳滋肝养血,润大肠枯燥,荣筋起痿,最助阳事,性与肉苁蓉同。

丹 参

叶甘,气平,入足厥阴肝经。行经破瘀,通经止痛。

丹参调经安胎,磨坚破滞,一切痈疽痂癞瘿瘤疥癣皆良,癥瘕崩漏兼医。《本草》谓其破宿血,生新血,落死胎,疏通血脉,治脚膝痿痹。走及奔马,行血之良品也。

泽 兰

味苦,微温,入足厥阴肝经。通经活血,破滞磨坚,胎产俱良,痕癥颇善,止腰腹疼痛,消痈疽热肿,跌打吐衄能瘳。

泽兰辛温香散,行血破瘀,通脉安胎,一切痈疽癥瘕,金疮扑打,吐衄诸证皆医。而气味和平,不伤迅利,行经化结之良品也。

益母草

味苦、辛，气平，入足厥阴肝经。活血行经，破瘀通脉，胎产崩漏、痈疽瘕瘕、跌打损伤悉效。

益母草调经行血，治一切血证，破瘀扫腐，下死胎，摧胞衣，并医各色疮疡。女子良药。

刘寄奴

味苦，微温，入足厥阴肝经。活血行瘀，化瘕破结。善行瘀血，凡经期产后，汤火跌扑血瘀诸证俱瘳，止便溺失血，金疮不收口并捷。

延胡索

味苦、辛，微温，入足厥阴肝经。调经破血，化块消瘕。专行滞血，治经瘀腹疼，化积聚瘕瘕，理跌扑损伤。

胭脂

味甘，气平，入足厥阴肝经。活血行瘀，消肿止疼。

此红兰花所作，活血与花同。

茼茹

味辛，微寒，入足厥阴肝经。行老血，破宿瘕，扫除凝血，消磨瘀肉。

蒟茹有去腐决壅之力，《素问》同乌贼骨治妇人血枯，王氏以为去恶也。

姜　黄

味甘，苦，性寒，入足厥阴肝经。破血化癥，消肿败毒。破瘀血宿癥，消扑损痈疽，止心腹疼痛，平疥癣初生。

地　榆

味苦，气寒，入足厥阴肝经。泻热清肝，凉营止血。

地榆苦寒沉降，止吐衄便溺崩漏金疮诸血。但大凡失血证，内寒者多而热者少，庸工以治下焦血病，最不通。

三　七

味甘、微苦，入足厥阴肝经。和营止血，通脉行瘀。

三七行瘀血而敛新血，凡产后经期跌打痈肿一切瘀血皆破，凡吐衄崩漏刀伤箭射一切新血皆止，血病之上药也。

蒲　黄

味甘，气平，入足厥阴肝经。行瘀止血。

蒲黄亦行瘀血而敛新血，经产痈疽，癥瘕、跌扑能破，吐衄崩漏，痔疮痢疾鲜血能止。调经止带，安胎下乳，心腹诸证，下衣摧生皆善。

续　断

味苦，微温，入足厥阴肝经。行血破瘀，敛营补损。

续断行瘀血而敛新血，崩漏癥瘕、痈疽瘰疬、淋漓、痔瘘、跌打、金疮诸血，能止能行，有回虚补损，接骨续筋之力。

大　蓟

味苦，微温，入足厥阴肝经。回失红，行瘀血。

大蓟亦行瘀血而敛新血，吐衄崩漏痈疽跌打，及肠痈血积、金疮蛊毒、虫毒俱治。

小蓟性同，而力犹薄，不能瘳痈消肿，但破血耳。

茜　草

味苦，微寒，入足厥阴肝经。通经脉瘀塞，止营血流溢。

茜草亦行瘀血，敛新血，吐衄崩漏跌打损伤痔瘘疮疖俱治。

即染红茜草根。

紫　草

味苦，气寒，入足厥阴肝经。清肝凉血，泻火伐阳。

紫草疏利，凉血活瘀，寒胃滑肠。痘色红紫之证，缘营闭卫虚，不能外达，庸工以为血瘀，用紫草治之，百治百死。今古不悟，可恶！

三　棱

味苦，气平，入足厥阴肝经。破滞行瘀，消积化块。

三棱磨积聚癥瘕，善破老血，通经利气，下乳堕胎，止经产心腹诸痛，消跌扑损伤诸瘀，软疮疡痈肿坚硬。

莪　术

味苦、辛，微温，入足厥阴肝经。破滞攻坚，化结行瘀。

莲，俗作术。消癖块，破血癥，化腑脏痼冷，散跌扑停瘀，通经开闭，止痛散结。

醋炒用。

钩藤钩

味甘，微温，入足厥阴肝经。泻湿清风，止惊安悸，治木郁筋惕，惊悸瘛疭。

苍耳子

味苦，微温，入足厥阴肝经。散风湿拘挛，泻湿去风，治肢节挛痛，瘰疬疥疠，风瘙瘾疹。

叶主发散风湿。

豨莶草

味苦，气寒，入足厥阴肝经。止麻木，伸拘挛，通利关节，驱逐风湿，疮疡壅肿，服涂皆善。

研末，热酒冲服，治疗疮肿毒，汗出则愈。不可治中风。

羌　活

味苦，气平，入足厥阴肝经。通关逐痹，发表驱风。

羌活泻湿除风，治中风痿痹㖞斜，关节挛痛，皮肤瘙痒，痈疽疥癞诸病。

独活，性同。

天　麻

味辛，微温，入足厥阴肝经。通关透节，泻湿除风。治中风痿痹瘫痪，腰膝牵强，手足拘挛之证，兼消壅肿。

荆　芥

味辛，微温，入足厥阴肝经。散寒发表，泄湿除风。治鼻口㖞斜，肢体痿痹，筋节挛痛，目眩头旋之证，消疮痍疥癞，痔瘘瘰疬，除吐衄崩漏，脱肛阴癞。

秦　艽

味苦，气平，入足厥阴肝经。发宣经络，驱除风湿。治中风瘫痪，湿家筋挛骨痛，黄疸之证。

甘 菊 花

味甘，气平，入足厥阴肝经。清风止眩，明目去翳。

菊花清利头目，治头目疼痛眩晕之证。庸工凡治头目，无不用之，今古相承，不见其效。不知头目眩晕，由湿盛上逆，浊气充塞，相火失根，升浮旋转而成，愚妄以为头风，而用发散之药，此千试不灵之方也。

青 葙 子

味苦，微寒，入足厥阴肝经。清肝泻热，明目驱风。治眼病赤肿，红翳青盲。此庸工习用之药。

谷 精 草

味苦，微温，入足厥阴肝经。明目清风，去翳消障。

谷精草苦温发散，庸工治头痛目翳之证，谓其能愈头风，愚妄极矣！

木 贼 草

味苦，微温，入足厥阴肝经。明目退翳，清风止崩。

木贼草磨翳清障，除漏止崩。解肌发汗，与麻黄同性。

木鳖子

味苦，微温，入足厥阴肝经。软坚化结，消肿破瘀。治恶疮乳痈，痔瘘瘿瘤，瘰疬粉刺，黚斑癖块，疝气之证。

番木鳖，治喉痹。

青 蒿

味苦，气寒，入足厥阴肝经。清肝退热，泻湿除蒸。治骨蒸热劳，平疥癫瘙痒，恶疮久痢，去男子蒜发，止金疮血流，医一切湿热之证。淋汁合和石灰，消诸瘀肉。

青 黛

味咸，气寒，入足厥阴肝经。清肝泻热，凉胆除蒸。敷金疮壅肿，疗恶犬毒蛇诸伤。

龙 胆 草

味苦，大寒，入足厥阴肝、足少阳胆经。清肝退热，凉胆泻火。

龙胆草除肝胆郁热，治眼肿赤痛，瘀肉高起，疗臁疽发黄，膀胱热涩，除咽喉肿痛诸证。中寒者勿服。

大 青

味苦，大寒，入足厥阴肝、足少阳胆经。清风退火，泻热除蒸。治瘟疫斑疹，黄疸痢疾，喉痹口疮，捣敷肿毒。

小青，同性。

夏枯草

味苦、辛，气寒，入足厥阴肝、足少阳胆经。凉营泻热，散肿消坚。治瘰疬瘿瘤扑伤血崩带下，白点黟斑诸证。

鲜者熬膏佳。

山慈菇

味甘、辛，气平，入足厥阴肝、足少阳胆经。消肿败毒，软坚化结。平疮疡肿硬，治痈疽瘰疬，疔毒结肿，黟斑粉刺诸证，涌吐风狂痰涎。

沙　参

味甘、稍苦，微凉，入手太阴肺经。清金除烦，润燥生津。

沙参凉肃冲淡，补肺中清气，退头上郁火，而无寒中败土之弊。但情性轻缓，宜多用乃效。

山东、辽东者佳，坚脆洁白，迥异他产，一切疮疡疥癣，肿痛瘙痒皆效。

元　参

味甘、微苦，入手太阴肺、足少阴肾经。清肺金，生肾水，涤心胸之烦热，凉头目之郁蒸。瘰疬斑疹、鼻疮喉痹皆医。

元参清金补水，凡疮疡热痛，胸膈燥渴，溲便红涩，膀胱癃闭之证俱善。清肺与陈皮、杏仁同服。利水合茯苓、泽泻同服。轻清飘洒，不寒中气，最佳之品。

茅　根

味甘，微寒，入手太阴肺、足太阳膀胱经。清金止血，利水通淋。

白茅根清金利水，敛血通经，治喘哕烦渴，吐衄崩漏，经闭溺涩，水肿黄疸。

初生茅针，止衄血便血，收金疮流血，消肿败毒，下水溃痈，酒煎服，一针溃一孔，二针溃二孔。

花止吐血，治金疮流血。

芦　根

味甘，性寒，入手太阴肺、足阳明胃经。降逆止呕，清热除烦。

芦根清降肺胃，消荡郁烦，生津止渴，除呕下食，治噎哕懊憹之证。

芦笋清肺止渴，利水通淋，解鱼肉药箭诸毒。

芦叶清肺止呕，治背疽肺痈。灰汁煎膏，蚀瘀肉，去黑痣。

鞸治金疮瘢痕。

前 胡

味苦，微寒，入手太阴肺经。清肺化痰，降逆止嗽。

前胡清金泻火，治气滞痰阻，咳逆喘促之证。

百 部

味苦，微寒，入手太阴肺经。清肺止嗽，利水杀虫。

百部清金润肺，宁嗽降逆，杀白蛲蛔虫，一切树木蛀虫，疗疥癣瘙痒，消水气黄肿，洗衣去虱。

白 鲜 皮

味苦，性寒，入手太阴肺、足太阳膀胱经。清金止咳，利水清疸。

白鲜皮清金利水，治咳嗽上气，黄疸溺癃，疥癣鼠瘘。

牛 蒡 子

味苦，气平，入手太阴肺经。清风泻湿，消肿败毒。

牛蒡子发散风湿，清利咽喉，表瘾疹郁蒸，泻气臌水胀，历节肿痛之证。庸工习用小儿疹病。

山 豆 根

味苦，气寒，入手太阴肺经。清利咽喉肿痛，一切疮疡疥癣，杀寸白诸虫。

金银花

味辛，微凉，入手太阴肺、足厥阴肝经。凉肝清肺，消肿败毒。

金银花清散风湿，消除肿毒，治一切疮疡杨梅疥癣痔瘘痢疾之类，敷饮俱妙。功次木芙蓉。

马兜铃

味苦，气寒，入手太阴肺经。清肺降逆，定喘止嗽。

马兜铃苦寒泻火，清肺下冲，治咳逆痰喘，痔瘘肿痛，能解蛇虫之毒。多用则吐。

紫 苏

味辛，微温，入手太阴肺经。温肺降逆，止喘定嗽。

紫苏辛温下气，治咳逆痰喘，呕吐饮食，利膈通肠，破结消癥，兼驱腰膝湿气，解蟹毒。

白 及

味苦，气平，入手太阴肺经。敛肺止血，消肿散瘀。

白及黏涩，收敛肺气，止吐衄失血，治痈疽瘰疬痔瘘疥癣皲皰之病，跌打汤火金疮之类俱善。

南 星

味辛，性温，入手太阴肺、足阳明胃经。降气行瘀，化积消肿。

南星辛烈开通，治胃逆肺阻，胸膈壅满，痰涎胶塞，头目眩晕，磨积聚癥瘕，消痈疽肿痛，疗麻痹拘挛，止吐血便红，及疥癣疣赘，喉痹口疮，金疮打损，破伤中风之类。功同半夏，而猛烈过之。

水浸二三日，去其白涎，用牛胆丸套者，治痰郁肺热甚佳。

常 山

味苦，性寒，入手太阴肺、足阳明胃经。吐痰泻水，消胀除瘿。

常山苦寒迅利，排决痰饮，能吐能下。庸工以治痰疟，有无痰不疟之说，陋矣。

常山即蜀漆根，生用多服，则作呕吐。

蓖麻子

味苦，气平，入手太阴肺、足太阳膀胱经。下胎衣，收子肠，拔肿毒，泻水症。

蓖麻子性善收引，敷足则下胎衣，涂顶则收子肠，贴鼻口㖞斜，熏咽喉肿痹。熬膏贴肤，拔毒追脓，纸捻入鼻，开癃通闭。又性善走泻，能利大小二肠，下饮澼水症，兼消肿硬，平瘰疬恶疮。

石 斛

味甘，气平，入手太阴肺、足少阴肾经。降冲泻湿，壮骨强筋。

石斛下气通关，泻湿逐痹，温肾壮阳，暖腰健膝，治发热自汗，排痈疽脓血，疗阴囊湿痒，通小便淋漓。

浮 萍

味辛，微寒，入手太阴肺经。发表出汗，泻湿清风。

浮萍辛凉发表，治瘟疫斑疹，疗肌肉麻痹，中风喎斜瘫痪，医痈疽热肿，瘾疹瘙痒，杨梅粉刺，汗斑皆良，利小便闭癃，消肌肤肿胀，止吐衄，长须发。

薄 荷

味辛，气凉，入手太阴肺经。发表退热，善泻皮毛。治伤风头痛，瘰疬疥癣，瘾疹瘙痒，滴鼻止衄，涂敷消疮。

藁 本

味辛，微温，入手太阴肺、足太阳膀胱经。行经发表，泻湿驱风。

藁本辛温香燥，发散皮毛风湿，治头皰面皯，酒齄粉刺，疗癣之疾。

白 芷

味辛，微温，入手太阴肺、手阳明大肠经。发散皮毛，驱逐风湿。

白芷辛温香燥，行经发表，散风泻湿，治头痛鼻渊，乳痈背疽，瘰疬痔瘘，疮痍疥癣，风痹瘙痒，肝疱疵瘢之证。兼能止血行瘀，疗崩漏便溺诸血，并医带淋之疾。刀伤蛇咬皆善，敷肿毒亦善。

贯 仲

味苦，微寒，入手太阴肺、足厥阴肝经。止血行瘀，破积杀虫。

贯仲收敛营血，消化瘀蒸，治吐衄崩带，积聚疟癖，杀寸白诸虫。

马 兰

味辛，气平，入手太阴肺、足厥阴肝经。止血破瘀，消疽除疟。

马兰调营养血，破旧生新，治吐衄疟痢，消酒疸水肿，腹痛肠痧，喉痹口紧，疗金疮折损，解蛊毒蛇伤，菌毒痔疮。

土茯苓

味甘，气平，入足少阴肾经。利水泻湿，燥土健中，壮筋骨而伸拘挛，利关节而消壅肿，最养脾胃，甚止泄利。

土茯苓燥土泻湿，壮骨强筋，止泄敛肠，极有殊效。善治痈疽瘰疬，杨梅恶疮。

灯心草

味淡，气平，入足少阴肾经。利水通淋，泻湿开癃。

灯心草利水渗湿，通小便淋涩。烧灰吹喉，散止鼻衄，并治破伤血流之证。

木 通

味辛，气平，入足太阳膀胱经。通经利水，渗湿清热。

木通孔窍玲珑，通利窍隧，利水开癃，渗泻膀胱湿热。庸工利水方中，率多用之，而绝不得效。本草诸家，未参验耳。

萹 蓄

味苦，气平，入足太阳膀胱经。清利膀胱，渗泻湿热。

萹蓄利水泻湿，治黄疸淋涩，消女子阴蚀，杀小儿蛔虫，疗浸淫疥疬，疽痔痛痒之证。

海 带

味咸，性寒，入足太阳膀胱经。行痰泻火，消瘿化瘤。

海带咸寒疏利，清热软坚，化痰利水，治臌胀瘿瘤。与昆布、海藻同功。

昆 布

味咸，性寒，入足太阳膀胱经。泻水去湿，破积软坚。

昆布咸寒清利，治气臌水胀，瘿瘤瘰疬，溃疝恶疮。与海带、海藻同功。

地 肤 子

味苦，微寒，入足太阳膀胱经。利水泻湿，清热止淋。

地肤子清利膀胱湿热，治小便淋涩，疗头目肿痛，狐疝阴癫，腰疼胁痛，血痢恶疮，阳痿诸证。

苗、叶利水亦捷。

萆 薢

味苦，气平，入足太阳膀胱经。泻水去湿，壮骨舒筋。

萆薢疏泻水道，驱经络关节之湿，治手足痿痹瘫痪，小便白浊频数诸证，并医恶疮痔瘘。

牛 膝

味苦、酸，气平，入足太阳膀胱、足厥阴肝经。利水开淋，破血通经。

牛膝疏利水道，治小便淋涩疼痛，疗膝胫痿痹拘挛，通女子经脉闭结，起男子宗筋软缩，破坚癥老血，消毒肿恶疮，木器刺伤。捣敷金疮，溃痈排脓。堕胎下衣，喉痹舌疮，扑伤打损，瘾疹风癞皆效。

其性下行，肝脾郁陷者勿用。

旱莲草

味甘、酸，入足少阴肾、足厥阴肝经。益肝肾，乌须发。

旱莲草汁黑如墨，得少阴水色，入肝滋血，黑发乌须，止一切失血，敷各种疮毒。汁涂眉发，其生速繁。

天 雄

味辛，性温，入足少阴肾、足厥阴肝经。驱寒泻湿，秘精壮阳。温肾荣筋，治阳痿精滑，膝挛腰痛，心腹疼痛，胸膈痰水，续筋接骨，化癥消癖，排痈疽脓血，起风痹瘫痪，治霍乱转筋。

天雄即附子长大者，制法与附子同，煨，去皮脐，切片，隔纸焙干。稍生服之，则麻木昏晕。

仙　茅

味辛，气温，入足少阴肾、足厥阴肝经。壮骨强筋，暖腰温膝。

仙茅暖水荣木，复脉清风，滋筋力，益房帏，治玉塵痿软，皮肤风癞。

去毛，糯米浸汁，去赤汗。

仙灵脾

味辛、苦，微温，入足少阴肾、足厥阴肝经。荣筋强骨，起痿壮阳。

仙灵脾滋益精血，温补肝肾，治阳痿不举，阴绝不生，消瘰疬，起瘫痪，清风明目，益志宁神。

亦名淫羊藿。

羊脂拌炒。

巴戟天

味辛、甘，微温，入足少阴肾、足厥阴肝经。强筋健骨，秘精壮阳。

巴戟天温补精血，滋益宗筋，治阳痿精滑，鬼交梦遗，驱逐脉风，消除痂癞。

去梗，酒浸，蒸晒。

蒺藜

味苦，微温，入足少阴肾、足厥阴肝经。泻湿驱风，敛精缩溺。

蒺藜子疏木驱风，治肝气输泄，精滑溺数，血淋白带。白者良，与沙苑同性。

菟丝子

味酸，气平，入足少阴肾、足厥阴肝经。敛精利水，暖膝温腰。

菟丝子酸涩敛固，治遗精淋漓，膝冷腰痛。但不宜于脾胃，久服中宫壅塞，饮食不化，不可用以误人。

覆盆子

味甘，气平，入足少阴肾、足厥阴肝经。强阴起痿，缩溺敛精。

覆盆子补肝肾精血，壮阳宜子，黑发润颜，治小便短数。

狗脊

味苦，气平，入足少阴肾、足厥阴肝经。泻湿驱寒，起痿止痛。

狗脊泻肾肝湿气，通关利窍，强筋壮骨，治腰痛膝疼，足肿腿弱，遗精带浊。

去毛，酒蒸。

猴　姜

味苦，微温，入足少阴肾、足厥阴肝经。接骨断，止牙痛。

猴姜泻湿通经，治关节疼痛，手足不仁，耳鸣牙疼，筋断骨折，兼疗肾泄。

亦名骨碎补。

远　志

味辛，微温，入手少阴心、足少阴肾经。开心利窍，益智安神。

远志辛散开通，治心窍昏塞，胸膈痹痛，补肾壮阳，敛精止泄，疗骨疽乳痈，一切疮疡肿毒。

菖　蒲

味辛，气平，入手少阴心经。开心益智，下气行郁。

菖蒲辛烈疏通，开隧窍瘀阻，除神志迷塞，消心下伏梁，逐经络湿痹，治耳目瞆聋，疗心腹疼痛，止崩漏带下，胎动半产，散痈疽肿痛，疥癣痔瘘。

生石中者佳。四川道地，莱阳出者亦可用。

地 丁

味苦、辛，微寒，入手少阴心、足少阳胆经。消肿毒，疗疮疥。

地丁行经泻火，散肿消毒，治痈疽瘰疬，疗毒恶疮。敷食皆佳。

紫花地丁，更胜白花者，亦名蒲公英。蒲公英黄花，非白花。

漏 芦

味咸，微寒，入足少阴肾、足厥阴肝经。利水秘精，凉血败毒。

漏芦咸寒，利水泻湿，清肝退热，治失溺遗精，淋血便红，眼痛目赤，背疽乳痈，痔瘘瘰疬，白秃金疮，历节带下，泄利。治一切虫伤跌打，恶疮毒肿，排脓止血，服浴皆善。下乳汁最捷。

海 金 沙

味甘，性寒，入足太阳膀胱经。利水泻湿，开癃止淋。

海金沙清泻膀胱湿热，治膏血砂石诸淋，消臌胀肿满。

沙乃草上细粉，如蒲黄然。

千 金 子

味辛，微涩，入足阳明胃、手阳明大肠、手太阳小肠、足太阳膀胱经。泻水下痰，决瘀扫腐。

千金子下停痰积水，一扫而空，功力迅速，远胜他药，亦不甚伤中气，凡食积血块，老癖坚癥，经闭胞转，气臌水胀，皆有捷效。兼泻蛊毒，疗蛇咬，点黑痣赘疣，愈疥癣黡黵。

去壳服。白仁纸包，压去油净，取霜，每服十余粒。

亦名续随子。

卷 二

木部

降 香

味苦，微温，入足太阴脾、手少阴心经。疗梃刃伤损，治痈疽肿痛。

降香芳烈辛温，烧之辟疫疠之邪，痈疽之病与夫跌打金疮，皮破血漏，筋断骨伤皆疗。

丁 香

味辛，气温，入足太阴脾、足阳明胃经。温燥脾胃，驱逐胀满，治心腹疼痛，除腰腿湿寒，最止呕哕，善回滑溏，杀虫解蛊，化块磨坚，起丈夫阳弱，愈女子阴冷。

丁香辛烈温燥，驱寒泻湿，暖中扶土，降逆升陷，善治反胃肠滑，寒结腹痛之证。

用母丁香。雄者为鸡舌香。

木 香

味辛，微温，入足太阴脾、足阳明胃经。止呕吐泄利，平积聚癥瘕，安胎保妊，消胀止痛。

木香辛燥之性，破滞攻坚，是其所长。庸工以治肝家之病，则不通矣，肝以风木之气，凡病皆燥，最不宜者。

面煨实大肠，生磨消肿病。

白檀香

味辛，微温，入足阳明胃、足太阴脾、手太阴肺经。治心腹疼痛，消瘕疝凝结。

白檀香辛温疏利，破郁消满，亦治吐胀呕泄之证，磨涂面上黑痣。

紫檀香破瘀消肿，止金疮血漏，煎饮磨涂最良。

乌 药

味辛，气温，入足阳明胃、足太阴脾、手太阴肺经。破瘀泻满，止痛消胀。

乌药辛散走泻，治痛满吐利，胀肿喘息，寒疝冲突，脚气升逆之证。但不宜虚家，庸工以之治虚满之病，非良法也。

槟榔

味苦、辛，性涩，气温，入足太阴脾、足阳明胃经。降浊下气，破郁消满，化水谷之陈宿，行痰饮之停留，治心腹痛楚，疗山水瘴疠。

槟榔辛温，下气破滞，磨坚行瘀，败陈宿之气，亦有用之良材。若气虚作满，则损正益邪，不能奏效矣。

大腹子

味辛、苦，性涩，气温，入足太阴脾、足阳明胃经。下气宽胸，行郁散浊。

大腹子即槟榔之别产而大腹者，性既相同，效亦不殊。

大腹皮专治皮肤肿胀，亦甚不宜虚家。肿胀有根本，皮肤是肿胀之处所，非肿胀之根本也。庸工不知根本，但于皮肤求之，非徒无益，而又害之。

阿 魏

味辛，气臭，入足太阴脾、足厥阴肝经。辟瘟御瘴，破积消癥。

阿魏辛烈臭恶，化血积血癥，痃癖癥疝，杀小虫，消疟母，辟瘟疫瘴疠之灾，解蘑菇牛马之毒。

阿魏生西番昆仑地，是木汁坚凝成冰，松脂渍胶，臭恶异常。炒研入碗，磁面崩损，成片而下，其克伐剥蚀之力，无坚不破，化癖磨癥，此为第一，但可入膏药敷贴，不宜汤丸服饵也。

炒焦，研细。

苏　木

味辛、咸，气平，入足厥阴肝经。调经行血，破瘀止痛。

苏木善行瘀血，凡胎产癥瘕，疮疡跌扑，一切瘀血皆效。

血　竭

味咸，气平，入足厥阴肝经。破瘀行血，止痛续伤。

血竭破瘀血，癥瘕积块，跌扑停瘀皆良，亦止鼻衄便血，并治恶疮疥癣。

乳　香

味辛，微温，入足厥阴肝经。活血舒筋，消肿止痛。

乳香活血行瘀，治心腹疼痛，消痈疽结肿，散风瘾瘙痒，平跌打溃烂，止口眼㖞斜，舒筋脉挛缩。

炒干，研用。

没　药

味苦，气平，入足厥阴肝经。破血止痛，消肿生肌。

没药破血行瘀，化老血宿癥，治痈疽痔漏，金疮杖疮，跌扑损伤，一切血瘀肿痛，疗经期产后，心腹疼痛诸证。

制同乳香。

棕榈毛

味苦，性涩，气平，入足厥阴肝经。收敛失血，固涩肠滑。

棕榈毛收涩之性，最能止血，凡九窍流溢及金疮跌打诸血皆止。

折断，烧灰存性用。

芜荑

味辛，气平，入足厥阴肝经。杀虫破积，止痢消疮。

芜荑杀脏腑诸虫，磨气积血癥，治痔瘘疥癣，一切诸疮，止寒冷痢。

芦荟

味苦，性寒，入足厥阴肝经。杀虫消痔，退热除疳。

芦荟清热杀虫，治痔瘘疥癣。

亦名象胆。

肉桂

味甘、辛，气香，性温，入足厥阴肝经。温肝暖血，破瘀消癥，逐腰腿湿寒，驱腹胁疼痛。

肝属木而藏血，血秉木气，其性温暖。温气上升，阳和舒布，积而成热，则化心火。木之温者，阳之半升，火之热者，阳之全浮也。人知气之为阳，而不知其实含阴精，知血之为阴，而不知其实抱阳气。

血中之温，化火为热之原也，温气充足，则阳旺而人康，温气衰弱，则阴盛而人病。阳复则生，阴胜则死，生之与死，美恶不同，阳之与阴，贵贱自殊。蠢飞蠕动，尚知死生之美恶，下士庸工，不解阴阳之贵贱，千古祸源，积成于贵阴贱阳之家矣。

欲求长生，必扶阳气，扶阳之法，当于气血之中。培其根本。阳根微弱，方胎水木之中，止有不足，万无有余，世无温气太旺而生病者。其肝家痛热，缘生意不足，温气抑郁，而生风燥，非阳旺而阴虚也。

肉桂温暖条畅，大补血中温气，香甘入土，辛甘入木，辛香之气，善行滞结，是以最解肝脾之郁。

金之味辛，木之味酸，辛酸者，金木之郁，肺肝之病也。盖金之性收，木之性散，金曰从革，从则收而革不收，于是作辛，木曰曲直，直则散而曲不散，于是作酸。辛则肺病，酸则肝病，以其郁也，故肺宜酸收而肝宜辛散。肺得酸收，则革者从降而辛味收，肝得辛散，则曲者直升而酸味散矣，事有相反而相成者，此类是也。肝脾发舒，温气升达，而化阳神，阳神司令，阴邪无权，却病延年之道，不外乎此。

凡经络埋瘀，脏腑癥结，关节闭塞，心腹疼痛等证，无非温气微弱，血分寒冱之故。以至上下脱泄，九窍不守，紫黑成块，腐败不鲜者，皆其证也。女子月期产后，种种诸病，总不出此。悉宜肉桂，余药不能。

肉桂本系树皮，亦主走表。但重厚内行，所走者表中之里。究其力量所至，直达脏腑，与桂枝专走经络者不同。

杜 仲

味辛，气平，入足厥阴肝经。荣筋壮骨，健膝强腰。

杜仲去关节湿淫，治腰膝酸痛，腿足拘挛，益肝肾，养筋骨。

五加皮

味辛，微温，入足厥阴肝经。逐湿开痹，起痿伸挛。

五加皮通关泻湿，壮骨强筋，治腰痛膝软，足痿筋拘，男子阳痿囊湿，女子阴痒阴蚀，下部诸证。

蔓荆子

味苦，微温，入足厥阴肝经。泻风湿，清头目。

蔓荆子发散风湿，治麻痹拘挛，眼肿头痛之证。

头目疼痛，乃胆胃逆升，浊气上壅所致，庸医以为头风，而用蔓荆子发散之药，不通极矣！诸家本草，皆出下士之手，此等妄言，不胜其数。

密蒙花

味甘，微寒，入足厥阴肝经。清肺润燥，明目去翳。

密蒙花清肝明目，治红肿翳障，庸工习用，不效也。治病不求其本，不解眼病根源，浪用一切清凉发散之药，百治不得一效，此庸工之所以庸也。

大风子

味苦，微热，入足厥阴肝经。搽疥疠，涂杨梅。

大风子辛热发散，治风癣疥疠杨梅之证。取油涂抹。

研烂，器收，汤煮，密封，煎黑如膏，名大枫子油。

槐 实

味苦，性寒，入足厥阴肝经。凉血清风，润肠消痔。

槐实苦寒，清肝家风热，治痔瘘肿痛，阴疮湿痒，明目止泪，清心除烦，坠胎催生，乌须黑发，口齿热痛，头目晕眩，寒泻大肠，润燥开结。

楝 子

味苦，性寒，入足厥阴肝经。泻火除狂，利水止痛。

苦楝子清肝泻热，利水杀虫，治瘟疫伤寒，烦躁狂乱，止腹痛溺癃，癫病痔瘘，大便下血。

亦名金铃子。

竹 沥

味甘，性寒，入手太阴肺经。清肺行痰。

竹沥甘寒疏利，清胸膈烦渴，开痰涎胶黏，治中风心肺郁热，孔窍迷塞之证。

鲜竹去节，火烘沥下，磁器接之。其性虽寒，不至滑泻肠胃，清上之药，最为佳品。

荆 沥

味甘，气平，入手太阴肺经。化痰泻热，止渴清风。

荆沥化痰驱风，治头目晕眩，中风不语之病。功与竹沥相同，热宜竹沥，寒宜荆沥。

榆白皮

味甘，气平，入手太阴肺、足太阳膀胱经。止喘降逆，利水消肿。

榆白皮清金利水，治齁喘咳嗽，淋漓消渴，滑胎催生，行血消肿，痈疽发背，瘰疬秃疮。

木芙蓉

味辛，气平，入手太阴肺、足厥阴肝经。清风泻热，凉血消肿。

木芙蓉清利消散，善败肿毒，一切疮疡，大有捷效。涂饮俱善。

金樱子

味咸，性涩，入手阳明大肠、足厥阴肝经。敛肠止泄，固精断遗。

金樱子酸敛涩固，治泄利遗精。肝气郁结者不宜。酸敛之品，服之则遗精愈甚，当与升达之药并用。

辛 夷

味辛，微温，入手太阴肺、足阳明胃经。泻肺降逆，利气破壅。

辛夷降泻肺胃，治头痛、口齿疼、鼻塞，收涕去鼽，散寒止痒，涂面润肤，吹鼻疗疮。

亦名木笔花。

苏 合 香

味辛，性温，入手太阴肺、足厥阴肝经。辟鬼驱邪，利水消肿。

苏合香走散开通，能杀虫辟恶除邪，治肿胀疹痱，气积血瘕，调和脏腑，却一切不正之气。

安 息 香

味辛、苦，气温，入手太阴肺、足厥阴肝经。除邪杀鬼，固精壮阳。

安息香温燥窜走，治鬼支邪附，阳痿精遗，历节疼痛，及心腹疼痛之病。熏服皆效。烧之神降鬼逃。

韶　脑

味辛，性热，入手太阴肺、足厥阴肝经。通经开滞，去湿杀虫。

韶脑辛烈之性，通关透节，去湿，逐风寒，治心疼腹痛，脚气牙虫，疥癣秃疮。箱笼席簟，杀蠹辟虱。

冰　片

味辛，性凉，入手太阴肺、足厥阴肝经。去翳明目，开痹通喉。

冰片辛凉开散，治赤目白翳，喉痹牙疼，鼻息，舌出肠脱，杀虫消痔，开窍散火。

蕤　仁

味甘，微温，入手太阴肺、足厥阴肝经。明目止疼，退赤收泪。

蕤仁理肺疏肝，治眼病赤肿，目烂泪流，鼻痈衄血，痞痰阻隔。生治多睡，熟治不眠。

琥　珀

味辛、甘，气平，入手太阴肺、足厥阴肝经。明目去翳，安魂定魄。

琥珀凉肺清肝，磨障翳，止惊悸，除遗精白浊，下死胎胞衣，涂面益色，敷疔拔毒，止渴除烦，滑胎摧生。

乳浸三日，煮软，捣碎。

淡 竹 叶

味甘，微寒，入足太阳膀胱经。利水去湿，泻热除烦。

淡竹叶甘寒渗利，疏通小便，清泻膀胱湿热。

没 食 子

味苦，微温，入足少阴肾、足厥阴肝经。补精血，乌须发。

没食子性气温涩，治虚冷滑泄，赤白痢疾。合药染须。烧灰扑汗，治阴汗。

亦名无余子。

焙，研屑用。

桑　椹

味甘，气平，入足太阳膀胱、足厥阴肝经。止渴生津，消肿利水。

桑椹滋木利水，清风润燥，治消渴癃淋，瘰疬秃疮，乌须黑发。

桑叶治脚气水肿，扑损金疮，行瘀止渴，长发明目。

桑枝治脚气中风，㖞斜拘挛，咳嗽上气，紫白癜风，消痈疽，利小便。

桑皮汁灭黑痣恶肉，敷金疮，化积块。亦名木硇。

桑花涩肠止嗽，治吐衄崩带。

女贞子

味苦，气平，入足少阴肾、足厥阴肝经。强筋健骨，秘精壮阳，补益精血，长养精神。

女贞子隆冬苍翠，非其温暖之性，不能如是。

楮实子

味甘，气平，入足少阴肾、足太阳膀胱、足厥阴肝经。起痿助阳，利水消肿。

楮实子温暖肝肾，补益虚劳，壮筋骨，强腰膝，治阳事痿弱，水气胀满，明目去翳，充肤悦颜，疗喉痹金疮，俱效。

枸杞子

味苦、微甘，性寒，入足少阴肾、足厥阴肝经。补阴壮水，滋木清风。

枸杞子苦寒之性，滋润肾肝，寒泻脾胃，土燥便坚者宜之。

水寒土湿，肠滑便利者，服之必生溏泄。《本草》谓其助阳，甚不然也。

根名地骨皮，清肝泻热，凉骨除蒸，止吐血齿衄，金疮血漏，止热消渴。

桑寄生

味苦，气平，入足少阴肾、足厥阴肝经。壮骨荣筋，止血通乳。

桑寄生通达经络，驱逐湿痹，治腰痛背强，筋痿骨弱，血崩乳闭胎动，腹痛痢疾，金疮痈疽，坚发齿，长眉须。

雷 丸

味苦，性寒，入手少阴心、足厥阴肝经。杀虫解蛊，止汗除癫。

雷丸清热疏肝，杀寸白小虫，驱风除痫，止小儿汗。久服令人阴痿。

甘草水浸，去皮，切，炮为末，扑身止汗。

天竺黄

味甘，性寒，入手少阴心、足少阳胆经。泻热宁神，止惊除痰。

天竺黄清君相火邪，治惊悸癫痫，中风痰迷，失音不语，明目安心，清热解毒。

柏子仁

味甘、辛，气平，入足太阴脾、手阳明大肠、手少阴心、足厥阴肝经。润燥除湿，敛气宁神。

柏子仁辛香甘涩，秉燥金敛肃之气，而体质则极滋润，能收摄神魂，宁安惊悸，滑肠开秘，荣肝起痿，明目聪耳，健膝强腰，泽润舒筋，敛血止汗。燥可泻湿，润亦清风，至善之品。

蒸，晒，舂，簸，取仁，炒，研。烧沥取油，光泽须发。涂抹癣疥，搽黄水疮湿，最效。

松子仁

味甘、辛，气平，入手太阴肺、手阳明大肠、手少阴心、足厥阴肝经。润燥清风，除湿开痹。

松子仁与柏子仁相同，收涩不及而滋润过之，润肺止咳，滑肠通秘，开关逐痹，泽肤荣毛，亦佳善之品。研揩须发，最生光泽。

松子大如豆粒，光头三角，出云南、辽东，中原无此。

松香治痈疽疥痹，秃疮血瘘，止痛生肌，排脓收口，止崩除带，强筋固齿，历节疼痛，阴囊湿痒。

松节治腰腿湿痹，筋骨疼痛。

松花止血。

卷 三

昌邑黄元御坤载著

金石部

钟 乳

味甘，性温，入足太阴脾、手太阴肺、足少阴肾、足厥阴肝经。宁嗽止喘，敛血秘精。

石钟乳燥湿悍疾，治脾肾湿寒，遗精吐血，肠滑乳闭，虚喘劳嗽，阳痿声哑，其功甚速。寒消湿去，食进气充。恃此纵欲伤精，阳根升泄，往往发为消淋痈疽之证。固缘金石剽悍，亦因服者恃药力而雕斫也。

硫 黄

味酸，性温，入足太阴脾、足少阴肾、足厥阴肝经。驱寒燥湿，补火壮阳。

石硫黄温燥水土，驱逐湿寒，治虚劳咳嗽，呕吐泄利，衄血便红，冷气寒瘕，腰软膝痛，阳痿精滑，痈疽痔瘘，疥癣癫秃，敷女子阴痒，洗玉门宽冷，涂䘌疣疔耳，消胬肉顽疮。

入萝卜内，稻糠火煨熟，去其臭气，研细用。

硝石能化硫为水，以竹筒盛，埋马粪中，一月成水，名硫黄液。

硇 砂

味辛，性温，入足太阴脾、手太阴肺经。攻坚破结，化痞磨癥。

硇砂辛烈消克，治气块血癥、老翳胬肉，停食宿胀，疣痣赘瘤之属。《本草》谓其暖胃益阳，消食止嗽，备载服食之法。如此毒物，能使金石销毁，何可入腹？但宜入膏散外用耳。

西番者佳。

金 屑

味辛，性寒，入足阳明胃、手太阴肺经。镇定魂魄，宁安惊悸。

金屑服之杀人，性同鸩酒，古人赐死，往往用此。《本草》谓其能止咳嗽吐血，惊悸癫痫。方士制炼服饵，以为长生不死，荒妄极矣。或谓生者有毒，熟者无毒，胡说之至！庸工每常用之。即至少服，不至杀人，而惊悸自有原本，镇重之物，何能得效！

砒 霜

味苦、辛，性热，入足太阴脾、手太阴肺、足厥阴肝经。行痰化癖，截疟除齁。

砒霜辛热大毒，治寒痰冷癖，久疟积痢，疗痔漏瘰疬，心痛齁喘，蚀痈疽腐肉，平走马牙疳。

生名砒黄，炼名砒霜，经火更毒，得酒愈烈，过脐则生泻，服一钱杀人！

花 乳 石

味酸，性涩，气平，入足厥阴肝经。止血行瘀，磨翳消瘴。

花乳石功专止血，治吐衄崩漏，胎产刀杖，一切诸血。善疗金疮，合硫黄锻炼，敷之神效。亦磨远年障翳，化瘀血老癥，落死胎，下胞衣。

煅，研，水飞用。

密 陀 僧

味辛，气平，入足厥阴肝经。宁嗽止惊，化积杀虫。

密陀僧沉坠下行，能降痰止吐，化积除惊，宁嗽断痢，止血消肿，平痔瘘汗斑，口疮鼻齇，臁疮骨疽之属。

研细，水飞。

空 青

味苦，性寒，入足厥阴肝经。磨翳明目，化积行瘀。

空青清肝破滞，治目昏眼痛，赤肿障翳，通经下乳，利水消瘕。

石子如卵，内含水浆，摇之有声，其名空青，点久年翳膜青盲，壳亦磨障。亦有内裹白面者，搽肿毒疮疖甚效。亦空青之别种，极难得也。

层 青

味酸，性寒，入足厥阴肝经。明目去翳，破积杀虫。

层青治眼痛赤烂多泪，明目。磨瘕化积，亦同空青。

层青色如波斯青黛，层层而出，故名。

石 青

味甘，气平，入足厥阴肝经。明目止痛，消肿破瘕。

石青清肝退热，治目昏眼痛，跌打金疮，消痈肿，化积聚，吐顽痰。

石 绿

味酸，气平，入足厥阴肝经。止泄痢，吐风痰。

石绿清凉重坠，治风痰壅闷，急惊昏迷。

青礞石

味咸，气平，入手太阴肺、足太阴脾经。化痰消谷，破积攻坚。

青礞石重坠下行，化停痰宿谷，破硬块老瘀。其性迅利，不宜虚家。庸工有滚痰丸方，用礞石、大黄，泻人中气，最可恶也。

海浮石

味咸，气平，入手太阴肺、足厥阴肝经。化痰止渴，破滞软坚。

海浮石咸寒通利，能化老痰，消积块，止消渴，通淋涩，去翳障，平瘿瘤，清金止嗽，泻湿消疝，亦兼治疔毒恶疮。

铁　锈

味咸，气平，入手太阴肺、足厥阴肝经。消肿败毒，降逆清热。

铁锈重坠清降，消肿毒恶疮，疗蜘蛛、蜈蚣诸伤。

铜　青

味咸，气平，入手太阴肺、足厥阴肝经。止血行瘀，消肿合疮。

铜青即铜绿，酸涩，能合金疮，止血流，平牙疳肉蚀，收烂弦冷泪，消臁疮顽癣，疗痔瘘杨梅，去风杀虫，生发点痣。功专外用，不入汤丸。医书用吐痰，殊非良法。

石灰

味辛，性温，入手太阴肺、手阳明大肠经。止血、化积、杀虫。

石灰温暖燥烈，收湿驱寒，治痈疽疥癣，瘰疬癥瘕，痔瘘瘿疣，白癜黑痣，松刺息肉，水泄红烂，赤带白淫，脱肛阴挺，囊坠发落，牙疼口喎，止痛合疮，生肌长肉，坠胎杀虫，染发乌须，收金疮血流。但可外用熏敷涂，不可服饵。

牛胆拌套，风干者佳。

绿矾

味酸，性凉，入手太阴肺、手阳明大肠经。消痈化积，止血平疮。

绿矾燥烈收涩，治痰涎疟痢，积聚胀满，喉痹牙虫，耳疮眼疼，弦烂水肿，崩中便血，疥癣秃疮之烂蛆生者。亦外用，未可轻服。

蓬砂

味咸，性凉，入手太阴肺经。化痰止嗽，磨翳消癥。

蓬砂消癥化瘀，治癖积翳障，胬肉结核，喉痹骨鲠。《本草》谓其化痰止嗽，清肺生津，除反胃噎膈。此非循良之性，未可服饵也。

胆 矾

味酸，性寒，入手太阴肺经。降逆止嗽，消肿化积。

胆矾酸涩燥收，能克化癥结，消散肿毒，治齿痛牙疳，喉痹牙虫，鼻内阴蚀，脚疽痔瘘，杨梅，金疮，白癜，一切肿痛，疗带下崩中，治上气眼疼弦烂，疯狗咬伤，百虫入耳，腋下狐臭，吐风痰最捷。

炉甘石

味甘，气平，入手太阴肺经。明目退翳，收敛疮肉。

炉甘石清金燥湿，治眼病红肿翳障，弦烂泪流，兼医痔瘘下疳，止血消毒，并疗阴囊湿痒。

炉甘石生金银矿，秉寒肃燥敛之气，最能收湿合疮，退翳除烂。但病重根深，不能点洗收效，必须服药饵，用拔本塞源之法。若眼科诸言，一派胡说，不可服也。

锻红，童便浸数次，水洗，研细，水飞。

珊 瑚

味辛，气平，入手太阴肺经。点眼去翳，吹鼻止衄。

珊瑚磨翳消障，功载《本草》，而取效甚难，至谓化血止衄，则其说更荒诞。

玛 瑙

味辛，气平，入手太阴肺经。点眼去翳，熨目消红。

玛瑙磨翳退障，存此一说可也，至于收功奏效，则未能矣。

石 燕

味甘，性凉，入足少阴肾、足太阳膀胱经。利水通淋，止带摧生。

石燕甘寒渗利，泻膀胱湿热，治淋沥热涩，溺血便血，消渴带下，痔瘘障翳，齿动牙疼，卷毛倒睫。

石 蟹

味苦、咸，性寒，入手少阴心、足少阳胆经。清心泻热，明目磨翳。

石蟹咸寒泻火，治青盲白翳，瘟疫热疾，催生落胎，行血消肿，痈疽热毒，吹喉痹，解漆疮。

石 蚕

味苦，微凉，入足太阳膀胱经。通淋沥，生肌肉。

石蚕清利膀胱，治石淋血结，磨服则下碎石。

石 鳖

味甘，性凉，入足太阳膀胱经。通淋沥，止便血。

石鳖清泻膀胱，治小便淋沥。

阳 起 石

味咸，微温，入足少阴肾、足厥阴肝经。起痿壮阳，止带调经。

阳起石温暖肝肾，强健宗筋，治寒疝冷瘕，崩漏带下，阴下湿痒，腰膝酸疼，腹痛无子，经期不定。

吸 铁 石

味辛，微寒，入足少阴肾、手太阴肺经。补肾益精。

吸铁石收敛肺肾，治耳聋目昏，喉痛颈核，筋羸骨弱，阳痿脱肛，金疮肿毒，咽铁吞针，敛肝止血，种种功效，悉载《本草》。庸工用之，殊无应验，非药石中善品也。

火煅，醋淬，研细，水飞。

自 然 铜

味辛，气平，入足少阴肾、足厥阴肝经。补伤续绝，行瘀消肿。

自然铜燥湿行瘀，止痛续折，治跌打损伤，癥瘕积聚，破血消瘿，宁心定悸，疗风湿瘫痪之属。

自然铜收湿之力，与无名异同。

火锻，醋淬，研细，水飞。

无名异

味咸，气平，入足少阴肾、足厥阴肝经。接骨续筋，破瘀消肿。

无名异燥湿行瘀，消肿止痛，治金疮打损，筋断骨折，痈疽杨梅，痔瘘瘰疬，脚气臁疮之类。

无名异善收湿气，调漆炼油，其干甚速，至燥之品。

铁 落

味辛，气平，入手少阴心、足少阳胆经。宁心下气，止怒除狂。

生铁落，《素问·病能论》用治怒狂，曰：生铁落者，下气疾也。肝主怒，肝虚则惊悸善恐，胆旺则风狂善怒，铁落镇伏肝胆，收摄神魂，止惊除狂，是所长也。

针 砂

味咸，气平，入手少阴心、足太阳膀胱经。宁神止惊，泻湿消胀。

针砂镇定心神，疏通水道，治惊痫，扫痰饮，治水胀，除黄疸，缩瘿瘤，染须发。然金石重坠，未宜轻服。炒熨手足，去湿痹疼痛甚效。

水　银

味辛，性寒，入手少阴心、足少阴肾经。杀虫去虱，止痛拔毒。

水银大寒至毒，治疥癣痔瘘，杨梅恶疮，灭白癜粉疱。但可涂搽，不可服饵，服之痿阳绝产，筋挛骨痛。

古人服方士烧炼水银，以为不死神丹，殒命夭年，不可胜数。帝王将士，多被其毒。古来服食求神仙，多为药所误，其由来远矣。

勿入疮口。

轻　粉

味辛，性寒，入足少阴肾、足厥阴肝经。搽疥癣，涂杨梅。

轻粉辛冷毒烈，服之筋骨拘挛，齿牙脱落。庸工用治杨梅恶疮，多被其毒，不可入汤丸也。《本草》谓其治痰涎积滞，气臌水胀。良药自多，何为用此！

轻粉即水银、盐、矾升炼而成者，其性燥烈，能耗血亡津，伤筋损骨。

元 明 粉

味辛、咸，性寒，入手少阴心、手太阴肺经。泻热除烦，扫癥破结。

元明粉咸寒疏荡，治心肺烦热，伤寒发狂，眼痛鼻衄，宿滞老癖。

元明粉乃朴硝、萝卜、甘草熬炼而成，是方士造作，以为服食却病。之药泻火伐阳，舍生取死，原非通制，不必用也。

百草霜

味辛，气平，入足厥阴肝经。敛营止血，清热消瘀。

百草霜专止失血，治吐衄便溺产漏诸血甚效。

百草霜即灶内烟煤，与釜脐灰同性。

卷　四

昌邑黄元御坤载著

果部

龙　眼

味甘，微温，入足太阴脾、足厥阴肝经。补脾养血，滋肝生精。

龙眼甘能益脾，润可生精，滋肝木而清风燥，降心火而消热烦，补阴生血，而不至滋湿伐阳，伤中败土，至佳之品，胜归地诸药远矣。以有益智之名，《本草》谓其宁神益智，神归于血，智生于神，此亦固有之理也。至于惊悸不寐，根因湿旺胃逆，阳泄不藏，严氏归脾，以为血虚，而用龙眼，则难效矣。

荔　枝

味甘，性温，入足太阴脾、足厥阴肝经。暖补脾精，温滋

61

肝血。

荔枝甘温滋润，最益脾肝精血，木中温气，化火生神，人身之至宝，温气亏损，阳败血寒，最宜此味。功与龙眼相同，但血热宜龙眼，血寒宜荔枝，木郁血热，火泄金燔者食之，则龈肿鼻衄，非所当服。

干者味减，不如鲜者，而气质和平，补益无损，不至助火生热，则大胜鲜者。其功生津止渴，悦色益颜，发痘消疮，治肿疔瘰疬赘瘤之类。

荔枝核治癫疝囊肿。

甘　蔗

味甘，微寒，入足太阴脾、足阳明胃经。泻热除烦。

蔗浆甘寒，解酒清肺，故《汉书》有蔗浆折朝醒，王维有大官还有蔗浆寒之语。土燥者最宜，阳衰湿旺者，服之亦能寒中下利。《本草》谓其下气止呕，则虽属甘缓，亦颇疏利不壅。与白砂糖性同，功用相仿。

甜　瓜

味甘，性寒，入足太阴脾、足阳明胃经。清烦止渴，解暑凉蒸。

甜瓜甘寒疏利，甚清暑热，但泻胃滑肠，阳衰土湿者食之必泄利，生冷败脾，以此为最。

莲 子

味甘，性平，入足太阴脾、足阳明胃、足少阴肾、手阳明大肠经。养中补土，保精敛神，善止遗泄，能住滑溏。

莲子甘平，甚益脾胃，而固涩之性，最宜滑泄之家，遗精便溏，极有良效。

心名莲薏，苦寒泻火，治心烦上热之证。阳虚火败，去心用。

藕能活血破瘀，敷金疮折伤，生食清肺止渴，蒸食开胃止泄。

莲蕊固精止血，悦色乌须。

莲房止崩漏诸证。

荷蒂能领诸药，直至颠顶。

胡 桃

味甘，性涩，气平，入足阳明胃、手太阴肺经。宁嗽止喘，利水下食。

胡桃核敛涩滋润，能进饮食，止喘嗽，润肠胃，通淋涩，除崩漏，消痈肿，敷瘰疬，涂疥癣，疗头疮鼻齆聤耳。便血吞铜、遗精失溺，泽肤润肠，黑乌须发，治腰疼腹痛寒疝红痢醋心之类，鱼口便毒火烧打损疔疮之属。

油胡桃治痈肿疥癣，杨梅秃疮，润泽须发。

青皮染髭须白癜。

山　楂

味酸、甘，气平，入足太阴脾、足厥阴肝经。消积破结，行血开瘀。

山楂消克磨化，一切宿肉停食，血癥气块皆除。

栗　子

味甘、咸，气平，入足太阴脾、足少阴肾经。补中培土，养胃益脾。

《素问·脏气法时论》：心色赤，宜食咸，大豆、豚肉、栗、藿皆咸。戊土降于丁火，得离中之阴精，己土升于癸水，得坎中之阳气，故苦则入胃，咸则归脾。栗子咸甘入脾，补中助气，充虚益馁，培土实脾，诸物莫逮，但多食则气滞难消，少啖则气达易克耳。生食治腰腿不遂，生嚼涂筋骨碎断，又消肿痛，行瘀血，破痃癖，去恶刺，出箭头，止鼻衄，敛泄利。

风干者佳。

壳止便血。

壳内薄皮，治骨鲠。

橡　子

味苦，性涩，气平，入足太阴脾、手阳明大肠经。健脾消谷，涩肠止利。

橡子苦涩收敛，暖胃固肠，消食止泄，治泄利脱肛，断痔瘘失血，磨涂痈疽坚硬不消。

壳止下利便血，带下崩中，乌须染发，性最敛涩。

荸　荠

味甘，微寒，入足太阴脾、足厥阴肝经。下食消谷，止血磨癥。

荸荠甘寒清利，治热烦消渴，化宿谷坚癥，疗噎膈黄疸，解金石蛊毒，医吞铜便血，止下利崩中。攻坚破聚，是其所长，但寒胃气，脾弱者食之，则脐下结痛。

荸荠即地栗，亦名凫茨，《尔雅》作凫茈。

西　瓜

味甘，微寒，入手太阴肺、足太阳膀胱、足阳明胃经。清金除烦，利水通淋。

西瓜甘寒疏利，清金利水，涤胸膈烦躁，泻膀胱热涩，最佳之品。脾胃寒湿，取汁热服。

蒲　桃

味甘、酸，微寒，入手太阴肺、足太阳膀胱、足阳明胃经。清金解渴，利水除淋。

蒲桃清金利水，治烦渴热淋，疗胎气冲心。其力未及西瓜，亦佳品也。

蒲桃出自西域，《汉书·西域传》：大宛诸国，富人以蒲桃作酒，藏之数十年不坏。张骞携其种来，中国始生。后人作葡萄。

黄　橘

味甘、酸，微寒，入手太阴肺经。清金止渴，凉膈除烦。

黄橘酸甘清利，治心肺烦渴，但生冷之性，滋湿败土，聚涎生痰，阳虚湿旺者忌之。

青皮破滞攻坚，伐肝泻肺，庸工最肯用之。

青　梨

味甘、酸，微寒，入手太阴肺经。清心凉肺，止渴消痰。

青梨甘寒清利，凉心肺烦热，滋脏腑燥渴，洗涤涎痰，疏通郁塞，滋木清风，泻火败毒，治风淫热郁，欲作瘫痪痈疽之病。阴旺土湿者忌之，泻胃滑肠，不可恣食。上热者，取汁温服。点眼病赤肿胬肉。

柿　霜

味甘，性凉，入手太阴肺、手少阴心经。清金止渴，化痰宁嗽。

柿霜清心肺烦热，生津解渴，善治痰嗽，消咽喉口舌诸疮肿痛。

干柿饼清肺涩肠，消痰止渴，治吐血淋血，痔瘘肠癖，肺痿心热，咳嗽喑哑。

枇　杷

味酸、甘，气平，入手太阴肺经。润肠解渴，止呕降逆。

枇杷酸收降利，治肺胃冲逆，呕哕烦渴。

叶能清金下气，宁嗽止吐，清凉泻肺，治标之品。去毛，蜜炙，止嗽最善。

杨　梅

味酸、甘，微温，入手太阴肺经。除痰止呕，解渴断痢。

杨梅酸涩降敛，治心肺烦郁，止呕食吐酒，疗痢疾损伤，止血衄。

核仁能治脚气。

杨梅生瘴疠之乡，其味酸甘，多食损齿伤筋。惟桑土者不酸。林邑生者，实如杯盏，青时极酸，熟则如蜜。酿酒号梅香酽，土人珍重之。

橄　榄

味酸，性涩，气平，入手太阴肺经。生津止渴，下气除烦。

橄榄酸涩收敛，能降逆气，开胃口，生津液，止烦渴，消酒醒，化鱼鲠，收泄利，疗咽喉肿痛，解鱼鳖诸毒，平唇裂牙疳。果与木、核皆灵。

核治癞疝。

林 檎

味酸，性涩，气平，入手太阴肺经。生津解渴，下气消痰。

林檎酸涩收敛，治肺热消渴，疗肠滑泄利。

金 枣

味酸、甘，微凉，入手太阴肺经。下气宽胸，解醒止渴。

金枣酸凉清肺，降胸膈逆气，治上热烦渴。

金枣亦名橘，似橘，小而皮光，大如胡桃，夏青冬黄，在树至三五年。树高数尺，霜雪不凋，实随年长，形如鸡卵，色青黄如初年也。

银 杏

味苦、甘，性涩，气平，入手太阴肺经。降痰下气，宁嗽止喘。

银杏苦涩敛肺，降痰涎，止喘嗽，缩小便，除白浊，收带下，更去鼶疱黯黵，平手足皲裂，疗头面癣疥，杀虫去虮皆效。

银杏即白果，熟食益人。

叶辟诸虫。

芡　实

味甘，性涩，入手太阴肺、足少阴肾经。止遗精，收带下。

芡实固涩滑泄，治遗精失溺，白浊带下之病。

石 榴 皮

味酸，性涩，入手阳明大肠、足厥阴肝经。敛肠固肾，涩精止血。

石榴皮酸涩收敛，治下利遗精、脱肛便血，崩中带下之病，点眼止泪，涂疮拔毒。

木　瓜

味酸，性涩，微寒，入手太阴肺、足厥阴肝经。敛肠止泄，逐湿舒筋。

木瓜酸敛收涩，能敛肺固肠，燥土泻肝，治霍乱吐利，腹痛转筋，疗脚气，治中风筋挛骨痛。其主治诸病，总皆寒湿之邪，但用木瓜，终难成效。本草谓其性温，止泄而搪积。

瓜汁寒脾，冷饮立生泄利。虽能泻肝止痛，而土虚木贼，最忌酸收，功止治标，未能无弊，何如苓桂姜甘温燥之品，效大而力捷也。

木瓜鲜者，糖钱，敛肺止渴。

棠　梨

味酸，性涩，微寒，入手太阴肺、足厥阴肝经。收肠敛肺，止泄除呕。

棠梨酸涩，功同木瓜，治霍乱吐泻，腹痛转筋，烧食止泄利。

香　橼

味苦、酸，微凉，入手太阴肺经。清金下气，止嗽除痰。

香橼长于行气。

香　橙

味酸，入手太阴肺经。宽胸利气，解酒消瘿。

香橙善降逆气，止恶心，消瘰疬瘿瘤。

附：谷菜部

芝　麻

味甘，气平，入足厥阴肝、手阳明大肠经。润肺开闭。

芝麻补益精液，滋润肝肠，治大便结塞。清风荣木，养血舒筋，疗语塞步迟，皮燥发枯，髓涸肉减，乳少经阻诸证。医一切疮疡，败毒消肿，生肌长肉。杀虫，生秃发，滑产催衣皆善。

扁 豆

味甘，气平，入足太阴脾、手阳明大肠经。培中养胃，住泄止呕。

扁豆性甘平敛涩，补土治泄，亦良善之品也。

用白者佳。

瓠 芦

味甘，气平，性滑，入手太阴肺、足太阳膀胱经。清金润燥，利水泻湿。

瓠芦清金利水，治心肺烦热，溲溺淋涩，胀满黄肿之证。鲜者作羹，甘滑清利。亚腰者，连子烧，研，饮送，每服一枚，水胀腹满，十余日消。

亦作葫芦。

瓠芦甘寒泻水，排停痰宿饮，消水肿黄疸，煮汁渍阴，能通小便，煎汤滴鼻，即出黄水，疗鼻塞牙疼，去胬肉老翳，治痈疽痔瘘，疥癣癫痫。点鼻肉，吹耳脓，吐蛊毒，下死胎，灸下部悬痈，能吐能泄。

冬 瓜

味酸、甘，微寒，入手太阴肺、足太阳膀胱经。清金止渴，利水消胀。

冬瓜清金利水，治消渴水胀，泄痢淋涩，痈疽痔瘘皆医，解食中毒，洗头面靤黯。

冬瓜去皮，切片，酒水煮烂，去渣熬浓，器收，每夜涂面，变黑为白，光泽异前。

白芥子

味辛，气温，入手太阴肺经。破壅豁痰，止喘宁嗽。

白芥子辛温利气，扫寒痰冷涩，破胸膈支满，治咳逆喘促，开胃止痛，消肿辟恶皆良。

莱菔子

味辛，气平，入手太阴肺经。下气止喘，化痰破郁。

莱菔子辛烈疏利，善化痰饮，最止喘嗽，破郁止痛，利气消谷。生研，吐老痰。

韭 子

味辛，性温，入足少阴肾、足厥阴肝经。秘精敛血，暖膝强腰。

韭子温补肾肝，治白淫赤带，腰膝软弱，宗筋下痿，精液常流。

韭菜汁治吐衄便溺诸血，行打扑损伤诸瘀，疗女子经脉逆行，止胸膈刺痛如锥，消散胃脘瘀血。

卷　五

昌邑黄元御坤载著

禽兽部

牛　肉

味甘，性平，入足太阴脾、足厥阴肝经。补中培土，养血荣筋。

《素问》：脾色黄，宜食甘，粳米、牛肉、枣、葵皆甘。牛肉补益脾肝，滋养血肉，壮筋强骨，治腰膝软弱，消渴癖积，涂牛皮风癣。

水牛肉性寒，兼消水肿，利小便。

牛乳清肺润肠，退热止渴，疗黄疸。

牛髓补精添力，续绝补伤。

牛脑润皲裂，消癖积。

牛胆套南星，治惊化痰。

牛角䚡通经破瘀，止血泄利。

牛涎治反胃噎膈。

牛溺治水肿尿癃。

牛黄治惊狂风热。

败鼓皮治蛊毒淋漓。

马勃治咽喉痹痛，久嗽失声，骨鲠吐衄。马勃亦名牛屎菇。

马　肉

味辛、苦，性寒，入足阳明胃、手太阴肺经。清金下气，壮骨强筋。

马肉辛冷，无补益。

骏马肉有毒，醇酒、杏、芦、菔汁解。

马肝有毒。《汉书》：文成食马肝死。景帝曰：食肉不食马肝。马肝大毒，入疮则死。（栗杵，灰汁浸洗，白沫出，解。）

白马溺治积聚癥瘕。（祖台之《志怪》载治鳖瘕事。）

山羊血

味咸、甘，气平，入足厥阴肝经。最行瘀血，绝止疼痛。

山羊血治瘀血作痛，疗跌扑损伤甚捷。

犀　角

味苦、酸，性寒，入足厥阴肝、足少阳胆、手少阴心经。

泄火除烦，解毒止血。

犀角寒凉泻火，治胸膈热烦，口鼻吐衄，瘟疫营热发斑，伤寒血瘀作狂，消痈疽肿痛，解饮食药饵山水瘴疠诸毒。

凡劳伤吐衄之证，虽有上热，而其中下两焦则是寒湿，当与温中燥土之药并用。庸工犀角地黄一方，犀角可也，地黄泻火败土，滋湿伐阳，则大不可矣。

羚羊角

味苦、咸，微寒，入足厥阴肝经。清风明目，泄热舒筋。

羚羊角清散肝火，治心神惊悸，筋脉挛缩，去翳明目，破瘀行血，消瘰疬毒肿，山水瘴疠，平肝治胀满，除腹胁疼痛。

青羊肝

味苦，微寒，入足厥阴肝经。清肝退热，明目去翳。

青羊肝苦寒，清肝胆风热，治眼病红肿翳膜，昏花丧明，疗牙疳痢疾。

青羊胆治青盲白翳，红瘀赤障，便秘肠结，黖疱疳疮。

白羊乳润肺止渴，治口疮舌肿，心痛肠燥。蜘蛛咬伤，蚰蜒入耳，灌之即化成水。

白狗胆

味苦，性寒，入足少阳胆、足厥阴肝经。明目退翳，破瘀消积。

白狗胆苦寒，清肝胆风热，治眼痛鼻痛，鼻衄耳聤，杀虫化积，止痛破血。凡刀箭损伤，及腹胁瘀血瘀痛，热酒服半枚，瘀血尽下。兼敷一切恶疮。

白狗乳点久年青盲，于目未开时点，目开而瘥，涂赤秃发落，拔白生黑。

白狗血治癫疾。

黑狗血治难产横生，鬼魅侵凌。

狗宝温胃降逆，止噎纳谷，疗痈疽疔毒。

狗阴茎壮阳起痿，除女子带下阴痒。

獭 肝

味甘，微温，入足厥阴肝经。补虚益损，止嗽下冲。

獭肝温中降逆，治虚劳咳嗽上气，痔瘘下血，鬼魅侵侮之证。

五 灵 脂

味辛，微温，入足厥阴肝经。开闭止痛磨坚。

五灵脂最破瘀血，善止疼痛，凡经产跌打诸瘀，心腹胁肋诸痛皆疗，又能止血，凡吐衄崩漏诸血皆收。生用行血，熟用止血。

夜 明 砂

味淡，气平，入足厥阴肝经。消积聚，去翳障。

蝙蝠屎名夜明砂，能磨翳明目，消肿破积，止痛除惊，去黑黶，下死胎，疗瘰疬，治马扑肿痛。

月明砂

味淡，气平，入足厥阴肝经。去翳障，疗痔瘘。

兔屎名月明砂，能明目去翳，消痔杀虫。庸工习用不效，季明又言其能治虚劳夜热，更荒诞！

鸡内金

味甘，气平，入手阳明大肠、足厥阴肝经。止利敛血，利水秘精。

鸡内金扶中燥土，治泄利崩带，尿血便红，喉痹乳蛾，口疮牙疳，失溺遗精，酒积食宿，胃反膈噎，并消痈疽发背。

鹰屎白

味淡，微寒，入手太阴肺、足厥阴肝经。消积灭痕，化硬退疱。

鹰屎白灭打伤瘢痕，消头面黡黵，化癖积骨鲠。

鹿茸

味辛，微温，入足少阴肾、足厥阴肝经。生精补血，健骨强筋。

鹿茸补益肾肝，生精补血，最壮筋骨，治阳痿精滑，鬼交梦泄，崩漏带浊，腰疼膝软，目眩耳聋诸证。

酥炙用。研碎，酒煮，去渣，熬浓，重汤煮成膏，最佳。

鹿角胶

味辛、咸，微温，入足少阴肾、足厥阴肝经。补肾益肝，敛精止血。

鹿角胶温补肝肾，滋益精血，治阳痿精滑，鬼交梦遗，吐衄崩带，腰疼膝痛，疮疡毒肿，跌打损伤，宜子安胎，补虚回损，功效极多。但性滞不宜脾胃，中焦郁满者，切忌服之。蛤粉炒，研用。

生研酒服，行瘀血肿毒，涂抹亦良。

炼霜熬膏，专补不行。胶霜功同，而霜不胶黏，似胜。

雀 卵

味咸，性温，入足少阴肾、足厥阴肝经。壮阳起痿，暖血温精。

雀卵温补肝肾精血，治男子阳痿，女子带下，精寒血枯，瘕痕溃疝之证。《素问》：治女子血枯，月事衰少不来，用乌鲗骨、藘茹，丸以雀卵。

雄雀屎名白丁香，能点翳膜胬肉，消积聚癥瘕，敷痈疽溃顶，吹喉开痹。

虎 骨

味辛、咸，气平，入足少阴肾经。疗关节气冷，治膝胫肿痛。

虎骨逐痹通关，强筋健骨，平历节肿痛，愈腰膝痿软，诸兽骨鲠，恶犬咬伤，痔瘘脱肛俱效。胫骨良。

酥炙，研用。熬膏佳。

手病用前腿骨，足病用后腿骨，左病用右，右病用左。

象　皮

味咸，气平，入足太阳膀胱经。合疮口，生肌肤。

象皮治金疮不合，一切疮疡，收口生肌俱捷。

烧灰存性，研细用。

象牙治诸刺入肉伤喉，敷饮皆效。

熊　胆

味苦，性寒，入手少阴心、足少阳胆、足厥阴肝经。清心泻热，去翳杀虫。

熊胆苦寒，清君相二火，泻肝明目，去翳杀虫，宁魂止惊，治牙疳鼻衄，耳疮痔瘘之属。

鼠　胆

味苦，性寒，入手少阴心、足少阳胆、足厥阴肝经。点目昏，滴耳聋。

鼠胆涂箭镞不出，聍耳汁流。

鼠粪名两头尖，治伤寒劳复，男子阴易，通室女子经闭，收产妇阴脱，疗痈疽乳吹，犬咬鼠瘘。日华子谓其明目，然误入食中，令人目黄成疸，亦非明目之品。

燕子窠

味辛，气平，入手少阴心经。消恶疮，败肿毒。

胡燕窠土消肿解毒，治疥疬浸淫，黄水白秃，一切恶疮，涂洗皆效。

卷 六

昌邑黄元御坤载著

鳞介鱼虫部

膃肭脐（即海狗肾）

味咸，性热，入足少阴肾、足厥阴肝经。补精暖血，起痿壮阳。

膃肭脐温暖肝肾，治宗筋痿弱，精冷血寒，破坚癥老血，治鬼交梦遗，健膝强腰，补虚益损，洗阴痒生疮。

海 马

味甘，性温，入足少阴肾、足厥阴肝经。暖水壮阳，滑胎消癥。

海马温暖肝肾，起痿壮阳，破癥块，消疔肿，平痈疽，催胎产。

龟 甲

味咸，性寒，入足少阴肾经。泻火滋阴，寒胃滑肠。

龟甲咸寒泻火，败脾伤胃，久服胃冷肠滑，无有不死。朱丹溪以下庸工，作补阴之方，用龟甲、地黄、知母、黄柏，治内伤虚劳之证，铲灭阳根，脱泄生气。俗子狂夫，广以龟、鹿诸药，祸流千载，毒遍九州，深可痛恨也！

烧，研，敷，饮，治诸痈肿疡甚灵。

桑 螵 蛸

味咸，气平，入足少阴肾、足太阳膀胱、足厥阴肝经。起痿壮阳，回精失溺。

桑螵蛸温暖肝肾，疏通膀胱，治遗精失溺，经闭阳痿，带浊淋漓，耳痛喉痹，瘕疝骨鲠之类皆效。

炮，研细用。

绿 蜻 蜓

味咸，微温，入足少阴肾、足厥阴肝经。强筋壮阳，暖水秘精。

绿蜻蜓温暖肝肾，治阳痿精滑。

近时房中药，多用红色者。

桑 虫

味苦，气平，入手少阴心、足厥阴肝经。止崩除带消胀。

桑虫行瘀破滞，治口疮目翳，崩中带下。庸工以起小儿痘疮塌陷，不通之至！

蜗 牛

味咸，性寒，入足太阳膀胱、足厥阴肝经。利水泻火，消肿败毒。

蜗牛去湿清热，治痔瘘瘰疬，发背脱肛，耳聋鼻衄，喉痹腮肿，目翳面疮，解蜈蚣蚰蜓蜂蝎诸毒。

生捣，烧，研，涂敷皆良。

蚯蚓土

味咸，微寒，入手少阴心经。除湿热，消肿毒。

蚯蚓土清热消肿，敷乳吹卵肿，聤耳痄腮，一切肿毒，少腹小便胀闭。

原蚕蛾

味咸，性温，入足少阴肾、足厥阴肝经。暖肾壮阳，固精敛血。

原蚕蛾温暖肝肾，大壮阳事，治遗精溺血，疗金疮，灭瘢痕，止白浊。

蝼　蛄

味咸，性寒，入足太阳膀胱经。利水消肿，开癃除淋。

蝼蛄咸寒，清利膀胱湿热，消水病胀满，小便淋沥，下胎衣，平瘰疬，出针刺，拔箭镞。腰前甚涩，能止大小便，腰后甚利，能利大小便。

研细，吹鼻中，即出黄水；管吹茎内，立开小便。功力甚捷。

螺　蛳

味甘，性寒，入足太阳膀胱经。清金止渴，利水泻热。

螺蛳清金利水，泻湿除热，治水肿胀满，疗脚气黄疸，淋沥消渴，疥癣瘰疬，眼病脱肛，痔瘘痢疾，一切疔肿之证。煮汁，疗热醒酒。

水田、江湖、溪涧诸螺性同，敷饮皆效。

黄　蜡

味淡，气平，入手太阴肺、足厥阴肝经。敛血止痢，接骨续筋。

黄蜡凝聚收涩，治泄痢便脓，胎动下血，跌打金刃，汤火蛇咬，冻裂，一切诸疮，愈破伤风。

卷 六

白 蜡

味淡，气平，入手太阴肺、足厥阴肝经。止血生肌，补伤续绝。

白蜡坚凝敛聚，能消肿止痛，长肉合疮，接筋续骨，外科要品也。

白蜡即黄蜡之殊色者，此是蜡树虫吐白如胡粉也。

珍 珠

味甘、咸，微凉，入手太阴肺、足厥阴肝经。明目去翳，安魂定魄。

珍珠凉肺清肝，磨翳障，去惊悸，除遗精白浊，下死胎胞衣，涂面益色，敷疔拔毒，止渴除烦，滑胎催生。

石决明

味咸，气寒，入手太阴肺、足太阳膀胱经。清金利水，磨翳止淋。

石决明清肺开郁，磨翳消障，治雀目夜昏，青盲昼暗，泻膀胱湿热，小便淋漓，服点并用。但须精解病源，新制良方，用之乃效。若庸工妄作眼科诸方，则终身不灵，久成大害，万不可服！

面煨，去粗皮，研细，水飞。

蝉蜕

味辛，气平，入手太阴肺经。发表驱风，退翳消肿。

蝉蜕轻浮发散，专治皮毛，退翳膜，消肿毒，治大人失音，小儿夜啼，取其昼鸣夜息之意。

庸工以治大人头风眩晕，小儿痘疮痒塌，则不通矣。眩晕不缘风邪，痒塌全因卫陷，此岂蝉蜕所能治也？又治惊痫嚓风，亦殊未然。

蛇蜕

味咸，气平，入手太阴肺经。发表驱风，退翳败毒。

蛇蜕发散皮毛，治疮疡毒肿。至于退翳膜，止惊痫，则非蛇蜕、蝉蜕所能奏效，庸工往往不解病源，而但用表散之品，可见庸陋极矣。

蛤蚧

味咸，气平，入手太阴肺、足太阳膀胱、足少阴肾、足厥阴肝经。敛血止嗽，利水助阳。

蛤蚧收降肺气，疏通水腑，治喘嗽吐血，消渴癃淋，通经行血，起痿壮阳，及虚劳羸弱之病。

去头眼鳞爪，酒浸，酥炙黄，研细。

口含少许，驰百步不喘，止喘宁嗽，功力甚捷。其毒在头足，其力在尾，如虫蛀其尾者，不足用。

蜥 蜴

味咸，性寒，入手太阴肺、足太阳膀胱、足少阴肾、足厥阴肝经。消癫通淋，破水积，治瘘疮。

蜥蜴亦名石龙子，能吐雹祈雨，故善通水道。

酥炙，研细用。

蟾 酥

味辛，微温，入手太阴肺、足少阴肾经。涩精助阳，败毒消肿。

蟾酥研，涂磨囟顶，治精滑梦遗，磨点疮头，治疔毒痈肿，磨腰暖肾，揩牙止痛。

辛烈殊常，入钵擂研，气冲鼻孔，喷嚏不止，沾唇麻辣，何能当者，外科家因作小丸服，甚非良善之法也。

五 倍 子

味酸，气平，入手太阴肺、手阳明大肠经。收肺除咳，敛肠止利。

五倍酸收入肺，敛肠坠，缩肛脱，消肿毒，平咳逆，断滑泄，化顽痰，止失红，敛溃疮，搽口疮，吹喉痹，固盗汗，止遗精，治一切肿毒痔瘘，疥癫金疮之类。

五倍酿法名百药煎，与五倍同功。

蛤 粉

味咸，性寒，入手太阴肺、足太阳膀胱经。清金利水，化痰止嗽。

蛤粉咸寒清利，凉金退热，利水泻湿，治咳嗽气逆，胸满痰阻，水胀溺癃，崩中带下，瘿瘤积聚。

锻，研用。

全 蝎

味辛，气平，入足厥阴肝经。穿筋透节，逐湿除风。

全蝎燥湿驱风，治中风㖞斜瘫痪，小儿惊搐，女子带下诸证。此亦庸工习用之物。诸如此种，大方之家，概不取也。

僵 蚕

味辛、咸，气平，入足厥阴肝经。活络通经，驱风开痹。

僵蚕驱逐风邪，治中风不语，头痛胸痹，口噤牙痛，瘾疹风瘙，瘰疬疔毒，黚斑粉刺，痔痔金疮，崩中便血，治男子阴痒，小儿惊风诸证。此庸工习用之物。风邪外袭，宜发其表，风燥内动，宜滋其肝，表里不治，但事驱风，欲使之愈，复何益也，愈驱愈盛，不通之极矣。

僵蚕烧研酒服，能溃痈破顶，又治血淋崩中。

蚕脱纸烧研，治吐衄便溺诸血，小儿淋漓，诸疮肿痛。

白花蛇

味咸，微温，入足厥阴肝经。通关透节，泻湿驱风。

白花蛇穿经透骨，开痹搜风，治鼻口㖞斜，手足瘫痪，骨节疼痛，肌肤麻痒，疥癞风癫之证。

中风病因木郁风动，血燥筋枯，外风虚邪表闭，筋缩四肢而成。而木郁之由，全缘水寒土湿，生发不遂。白花蛇外达筋脉，则益其枯燥，内行脏腑，不能去其湿寒，非善品也。庸工习用诸方，标本皆背，无益于病，而徒杀生灵，甚无益也。读柳子厚《捕蛇》之篇，至可伤矣。

乌梢蛇

味咸，气平，入足厥阴肝经。起风瘫，除疥疬。

乌梢蛇穿筋透络，逐痹驱风，治中风麻痹，疥疬瘙痒，与白花蛇同。

风癞因风伤卫气，卫敛营郁，营热外发，红点透露，则为疹，红点不透，隐于皮里，是为瘾疹，隐而不发，血热瘀蒸，久而肌肤溃烂，则成痂癞。仲景有论及之，而后世不解，用搜风之物，枉害生灵，无补于病。诸如此类，概不足取也。

斑蝥

味辛，微寒，入足厥阴肝经。消肿败毒，利水通淋。

斑蝥辛寒毒烈，坠胎破积，追毒利水，止瘰疬疥癣，痈疽痕疝，下蛊毒，开癃淋，点疣痣，消瘰痤，解疯狗伤。

斑蝥糯米同炒，去斑蝥，用米，研细，清油少许，冷水调服，治疯狗伤，小便利下毒物而瘥。利后腹痛，冷水青靛解之。瘰疬每服一枚，不过七枚，毒从小便出，如粉片血块而瘥。毒下小便，痛沥不堪，宜滑石、灯心等引之使下。

蜈 蚣

味辛，微温，入足厥阴肝经。坠胎破积，拔脓消肿。

蜈蚣辛温毒悍，能化癖消积杀虫，解毒蛊，治瘰疬痔瘘，秃疮便毒，疗蛇痕蛇咬，毒瘴蛇蛊。庸工以治惊痫抽搐，脐风口噤。

青鱼胆

味苦，性寒，入足厥阴肝经。明目去翳，消肿退热。

青鱼胆苦寒，泻肝胆风热，治眼病赤肿翳障，呕吐喉痹涎痰，化鱼骨鲠噎，平一切恶疮。

乌鲗鱼

味咸，气平，入足厥阴肝经。行瘀止血，磨障消癥。

乌鲗鱼骨善能敛新血而破瘀血，《素问》治女子血枯，先唾血，四肢清，目眩，时时前后血，以乌鲗鱼骨、茹，为末，丸以雀卵。血枯必由夫血脱，血脱之原，缘瘀滞不流，经脉莫容，乌贼骨行瘀固脱，兼擅其长，故能著奇功。其诸治效，止吐衄崩带，磨翳障菌瘕，疗跌打汤火，泪眼雀目，重舌鹅口，喉痹耳聤，缩瘿消肿，拔疔败毒，敛疮燥脓，化鲠止㖞，收阴囊湿痒，除小便血淋。

鲮 甲

味辛、咸，气平，入足阳明胃、足厥阴肝经。穿经透络，洞骨达筋。

鲮甲善穿通走窜，透坚破结，开经络关节痹塞不通，通经脉，下乳汁，透筋骨，逐风湿，止疼痛，除麻痹，消肿毒，排脓血，疗痈疽痔瘘，瘰疬疥癣，奶吹乳岩，阴痿便毒，聤耳火眼，蚁瘘鼠疮。至于瘫痪㖞斜，缓急拘挛，未必能也，而引达木荣筋之药，斩关深入，直透拳曲拘挛之处，则莫过于此。

病在上下左右，依其方位，取甲炒焦，研细用。

亦名穿山甲。

鲤 鱼

味甘，性温，入足太阴脾、手太阴肺、足太阳膀胱经。降气止咳，利水消胀。

鲤鱼利水下气，治咳嗽喘促，水肿黄疸，冷气寒瘕，泄利反胃，胎动乳闭。烧灰，醋和，敷一切肿毒。

常食鼻口发热，助肺火。

鲫 鱼

味甘，性温，入足太阴脾、足太阳膀胱、足厥阴肝经。补土培中，利水败毒。

鲫鱼补土益脾，温中开胃，治消渴水肿，下利便血，噎膈反胃，骨疽肠痈，疳痔秃疮，涂久年诸疮不瘥。

卷 七

昌邑黄元御坤载著

人部

胎 衣

味咸，气平，入足厥阴肝经。补虚伤，益气血。

胎衣治男女虚劳，说起丹溪。胎妊化生，赖夫精气，不关衣胞。成人，胎衣枯槁，精气无存，此珠玉之蚌璞，无用者耳。而下士庸工，以此治虚劳，愚矣。其所妄作河车大造诸丸，用地黄、黄柏、龟甲、天冬泻火伐阳，辞人近鬼，祸世戕生，毒虐千古！痛念死者，此恨无终也。

人中白

味咸，性寒，入手少阴心、足太阳膀胱经。清心泻火，凉血止衄。

人中白咸寒泻火，治鼻衄口疮，牙疳喉痹之证。即人溺澄清，白浊下凝者。庸工以法晒炼，而为秋石，妄作各种丹丸，泻火伐阳，以夭人命，甚可恶也！

人中黄

性寒，入手少阴心、足少阳胆经。清瘟疫，止热狂。

人中黄寒凉泻火，治温热诞狂。即粪清也，名黄龙汤。乃庸工习用之物，甚不足取。

乳 汁

味甘，性凉，入手太阴肺、足太阴脾、足厥阴肝经。清肺除烦，滋肝润燥。

乳汁以肝血化于肺气，即朱汞变为白金，养育婴儿，滋生气血，全赖夫此。内伤虚劳，为小儿热吮，极佳，非寻常草木所能及也。一离人身，温气稍减，但存冷汁，其质寒滑滋润，绝无补益。血得气化，温变为肃，暖服不热，冷饮则凉，润肺滋肝，是其长耳，抑阴扶阳，非所能也。

至乳酥、乳酪之类，冷食寒饮，极损中气，惟塞外、西方之民，脾胃温燥，乃为相宜，阳亏土湿，切当远之。噎膈湿旺之病，朱丹溪以为燥证，而用乳酪，湿滋土败，其死更速。

点眼病甚良，解食牛肉中毒。

卷 八

杂类部

紫 梢 花

味甘，性温，入足少阴肾、足厥阴肝经。起痿壮阳，暖肾秘精。

紫梢花温暖肝肾，强筋起痿，治遗精，白浊，阴痒，囊湿，冷带之证。

玉 簪 根

味辛，性寒，入足少阴肾经。化骨落牙，断产消痈。

玉簪根辛寒透骨，能落牙齿，化骨鲠，绝胎妊，散肿毒，研涂一切痈肿。作汤不可着牙，最能损齿。

凤仙子

味苦，微温，入足少阴肾经。软坚化骨，消癖落牙。

凤仙子其性最急，能化骨鲠，落牙齿，催生产，消癖块，与玉簪根性略同，而迅烈过之。

作油，以少许滴蟹上，其壳立碎，崩落釜中。

锦地罗

味苦，气平，入手少阴心经。消肿解毒，兼解瘴疬。

锦地罗治瘴气疬毒，一切饮食诸毒。

生研，酒服、涂抹皆效。

墓头回

气平，入足少阴肾经。除崩止带，敛血秘精。

墓头回治崩中带下，收敛疏泄。

苋 实

味甘，性寒，入手阳明大肠、足太阳膀胱、足厥阴肝经。去翳明目，杀蛔清风。

苋实清利肝肺，治青盲瞖目，白翳黑花，疏木杀虫，滑肠利水，通利大小二便。

经　水

味咸，气平，入手太阴肺、足太阴脾、足厥阴肝经。退疸去黄，止血消肿。

经水清热去湿，治热病劳复，女劳黄疸，痈疽湿痒，疗虎狼药箭诸伤。俗子以为红铅，制炼服饵，愚谬不通！

鸡　冠

味苦，微凉，入足厥阴肝经。清风退热，止衄敛营。

鸡冠花止九窍失血，吐血崩漏淋痢诸血皆止，并治带淋之证。

花与子同功。

粟　壳

味咸，性涩，微寒，入手太阴肺、手阳明大肠经。收肺敛肠，止咳断利。

罂粟壳酸涩收敛，治咳嗽泄利。肺逆肠滑之病，初病忌服，当与行郁泻湿之药并用乃可。并治遗精。

鸦片烟

味酸，性涩，微温，入手阳明大肠、足少阴肾经。敛肠止泄，保肾秘精。

鸦片烟收涩敛固，治泄利脱肛，精滑梦遗。《本草》谓鸦片即罂粟未开，针刺青苞，津出刮收，阴干而成，名阿芙蓉。今洋船至关，多带此物。关中无赖之徒，以及不肖子弟，宫宦长随，优伶娼妓，以为服之添筋力，长精神，御淫女，抱娈童，十倍寻常，但寿命不永，难逃五年。此烟非延年养生之品，断宜戒之！